医学统计学实战进阶

主　编　蔡　晶　魏高文

副主编　李国春　武　松　吴建军

编　委（按姓氏笔画排序）

王丽梅　孔丽娅　朱　旭　刘志臻　许　茜

孙春阳　李国春　杨雪梅　步怀恩　吴建军

陈　书　陈婷婷　武　松　林有志　俞向梅

徐　刚　黄品贤　葛　亮　韩　梅　谢海林

赖新梅　蔡　晶　魏高文　魏歆然

学术秘书　葛　亮　许　茜

人民卫生出版社

图书在版编目(CIP)数据

医学统计学实战进阶/蔡晶,魏高文主编. —北京：
人民卫生出版社,2018
ISBN 978-7-117-27555-2

Ⅰ.①医… Ⅱ.①蔡…②魏… Ⅲ.①医学统计-统
计学 Ⅳ.①R195.1

中国版本图书馆 CIP 数据核字(2018)第 223581 号

人卫智网	www. ipmph. com	医学教育、学术、考试、健康，购书智慧智能综合服务平台
人卫官网	www. pmph. com	人卫官方资讯发布平台

医学统计学实战进阶

主　　编：蔡　晶　魏高文
出版发行：人民卫生出版社(中继线 010-59780011)
地　　址：北京市朝阳区潘家园南里 19 号
邮　　编：100021
E – mail：pmph @ pmph. com
购书热线：010-59787592　010-59787584　010-65264830
印　　刷：三河市尚艺印装有限公司
经　　销：新华书店
开　　本：787×1092　1/16　印张：9
字　　数：213 千字
版　　次：2018 年 11 月第 1 版　2020年 4 月第 1 版第 3 次印刷
标准书号：ISBN 978-7-117-27555-2
定　　价：30.00 元
打击盗版举报电话：010-59787491　E -mail：WQ @ pmph. com
(凡属印装质量问题请与本社市场营销中心联系退换)

前　言

《医学统计学实战指导》一书出版后，由于通俗易懂、实战性强，深受学生和教师欢迎，成为畅销书而多次印刷。许多读者向我们建议，编写一本高级统计方法的应用指导，以提升统计分析的"战斗力"。因此，原书的编写人员再接再厉，并在人民卫生出版社的大力支持下，《医学统计学实战进阶》应运而生。

《医学统计学实战进阶》既是《医学统计学实战指导》的姊妹篇，更是在实战指导基础上的提高和进阶，是掌握基础统计后对高级统计方法的学习和运用。本书内容不仅涵盖了高级统计方法中常用的多元线性回归、Logistic 回归、聚类分析、判别分析、主成分分析和因子分析等方法，还涵盖了生存分析和 Cox 回归、Meta 分析等医学研究中常用的高级统计方法。本书继承了《医学统计学实战指导》被广泛好评的优点：通过对范例数据的软件操作和结果解释的详细介绍，让读者通过模仿迅速上手并能在实践中加以使用，从而能够在短时间内提升读者的统计分析能力。本书的编写主要是针对需要进行复杂医学数据处理的医学生和科研工作者，是在掌握一定统计理论和统计方法基础上的进一步提高。

本书的雏形在一年前已基本完成，各位编委做了大量的工作并且付出了非常多的努力最终使本书能够顺利和读者见面。在此对大家的工作表示衷心的感谢！

由于编者学识有限，难免存在不足和纰漏，恳请广大读者批评指正。

蔡晶　魏高文

2018 年 6 月

目　　录

第一章　高级统计方法选择

实践是统计学产生的源泉,认识是统计学发展的动力。随着社会经济与科学技术的发展,医药科研也在与时俱进,传统的单因素、单效应指标的研究模式逐步被淘汰,多因素、多水平、多效应指标的研究模式正成为当代医药科研的主流模式,与此对应的数据统计分析也日益多元化、复杂化。因此,传统经典的单因素、一元统计分析方法的应用越来越受到限制,而多因素、多元统计分析方法也就应运而生。高级统计学(advanced statistics)就是在一元统计分析的基础上,以多维总体为研究对象,以多元统计分析的基本理论和方法为主要研究内容的学科,是处理多维数据的不可缺少的重要工具。特别是20世纪中叶以来,电子计算机技术的发展和普及促进了统计学的飞速发展,高级统计学的应用也越来越广泛,并且方兴未艾,日益显现出其超前的魅力!

第一节　数据分析前的准备工作

科研统计的基本流程是:研究设计→搜集资料→整理资料→分析资料→结果报告与结论表达等。统计工作的任一环节发生缺陷,都会影响研究结果的质量,甚至有可能导致错误的结论。如要对搜集到的科研数据进行正确、高效率的统计分析,做到胸有成竹,必须事先做好有关准备工作。

一、原始数据的审核

数据(data)又称资料,是由变量及其观测结果(变量值)所组成的。变量(variable)是指观察单位的某种特征或属性,即研究的项目或观察指标。根据变量的属性可分为数值变量(定量变量)、无序分类变量(定性变量或名义变量)和有序分类变量(顺序变量),分别构成计量资料(measurement data)、计数资料(enumeration data)和等级资料(ordinal data)。

1. 原始数据的检查与核对　统计学本身只是一种工具,原始资料的完整、准确和及时性,是正确做出统计分析的前提与基础。因此,在数据分析之前,首先应对原始数据进行审核,以确保原始数据准确无误。

完成搜集资料后,应首先对原始数据的结构、观测数、变量名称与数量、各变量的取值范围、最小值、最大值等进行检查与核对,以及时发现异常值(outlier)。如有错误或遗漏的研究变量取值,应及时采取补救措施,如修正、再次询问、查阅档案、重新检测等。

2. 确定拟分析的自变量和因变量　根据研究目的和资料特征,确定拟分析的自变量(independent variable)和因变量(dependent variable),有助于在数据分析阶段指导数据分析方法的选择。一般将试验因素或分组因素设为自变量,试验效应或观测结果设为因变量。

二、原始数据的整理

整理资料(sorting data)就是把搜集到的原始资料,有目的、有计划地进行科学的加工整理、分组和归纳汇总,使其系统化、条理化,以便更好地揭示所研究事物的规律性,进行计算分析。

1. 数据的分组 对于计数资料(无序分类变量)与等级资料(有序分类变量),可按照实际的类别进行分组,必要时可将性质相近的类别合并;对于计量资料(数值变量),则按照专业上的实际意义分组,如四分位数(quartiles)、五分位数(quintiles),也可按使用的方便程度或专业惯例分组,如年龄按每5或10岁一组,等等。

2. 数据的转换 计量资料统计推断的参数检验方法,一般要求数据满足正态性,而实际观测的数据往往不符合正态分布规律,对于正态性(normality)检验发现属于非正态分布的数据,应进行变量转换,如对数、平方根和倒数变换等,使之符合正态分布;分类变量可转换为哑变量进行数值化转换。

三、数据录入和管理

随着社会经济与科学技术的飞速发展,医学科研的数据也日益繁杂,大数据的分析也逐步走向前台,传统的手工计算方式已不能满足现代统计分析的需要,电子计算机已经成为统计分析的主要工具。因此,在对数据进行统计分析时,应选择合适的数据管理与分析软件进行数据录入和管理,以提高统计分析的效率,保证分析数据的正确性。

目前常用的数据管理软件主要有:Microsoft FoxPro、Microsoft Acess、Microsoft Excel、EpiData 等;常用的数据统计分析软件主要有:SAS、SPSS、Epi-Info、STATA 等。

四、选择数据统计分析模型

医学科研数据的统计分析方法的选择,主要依据研究目的、设计类型、自变量与因变量的类型和数目、数据的分布特征、样本含量等。多元统计分析(multivariate statistical analysis)是从经典统计学中发展起来的综合分析方法,研究客观事物中多个因素与多个效应指标互相关联的统计规律,简称多元分析。本书将重点介绍常用的针对多自变量和(或)多因变量的多元统计分析方法的选择与运用。

第二节 多自变量的统计分析方法选择思路

在医药科研时,如果研究目的主要是探讨单因素多水平甚至于多因素多水平的试验效应的差别、试验因素与试验效应间的相互关系,这些情形属于多自变量统计分析的范畴,其数据的统计分析方法选择思路如下。

一、数值型因变量

对于多自变量(或多组)的各个独立的定量观测指标进行分析时,可选择数值型因变量(计量资料)单变量分析方法,常用的方法及其应用条件见表1-1。

表1-1 计量资料常用的单变量分析方法及其应用条件

单变量分析方法	分析目的	应用条件
单因素方差分析	完全随机设计多组均数比较	多样本、正态分布、方差齐性
Krukal-Wallis H 检验	完全随机设计多组平均水平比较	多样本、非正态分布或方差不齐
两因素方差分析	随机区组设计多组均数比较	多样本、正态分布、方差齐性
Friedman M 检验	随机区组设计多组平均水平比较	多样本、非正态分布或方差不齐
多样本协方差分析	多样本修正均数比较	多样本、正态分布、方差齐性、协变量
重复测量资料方差分析	观测指标多次测量其平均水平的时间变化趋势	正态分布、方差齐性、协方差阵球对称性
拉丁方设计方差分析	拉丁方设计多组均数比较	多样本、三因素(处理、配伍、序列)
析因设计方差分析	析因设计多组均数比较	多样本、处理因素、交互作用
正交设计方差分析	正交设计多组均数比较	多样本、处理因素、交互作用
交叉设计方差分析	交叉设计多组均数比较	多样本、三因素(处理、配伍、阶段)
两层次分组方差分析	组内分组设计多组均数比较	多样本、大组(主)、小组(次)

二、分类型因变量

对于多自变量(或多组)的各个独立的定性观测指标进行分析时,可选择分类型因变量(计数资料)分析方法,常用的方法及其应用条件见表1-2。

表1-2 计数资料常用的分析方法及其应用条件

分析方法	分析目的	应用条件
成组设计 $R{\times}C$ 表 χ^2 检验	检验多个独立样本之间的差异	不能有 $T<1$ 的格子,并且表中 $1 \leqslant T<5$ 的格子数不能超过格子总数的 1/5,否则应当用 Fisher 确切概率法直接计算 P 值
Logistic 回归模型与对数线性模型	一个分类因变量与多个自变量的关系	因变量为分类、自变量为分类或定量变量
对应分析	降维(数据简化)	分类变量
生存分析	终点事件发生数量与时间	单因素分析用 Log-rank 检验,多因素分析可用 Cox 回归
Krukal-Wallis H 检验	多样本各等级差异比较	多样本等级资料
等级(秩)相关	两等级变量线性相关方向与程度	双变量、等级资料
配对设计方表 χ^2 检验	检验关联性、优势性、一致性	配对设计多个等级资料

三、多中心试验或多作者研究文献的综合评价

在全球范围内,对于同一研究目的或项目的多中心试验或多作者报告的研究文献,结论可能不完全一致,导致读者难以取舍。对此,可采用 Meta 分析进行综合评价,得出一个总的结论。如果结局变量(因变量)为数值型,当满足同质性时,采用固定效应模型,可选择通用的基于方差的方法(general variance-based 法)等统计分析方法;当不满足同质性时,采用随机效应模型,可选择 DerSimonian and Laird 法等统计分析方法。如果结局变量(因变量)为分类型,当满足同质性时,采用固定效应模型,可选择 Mentel-Haenszel 法、Peto法、通用的基于方差的方法等统计分析方法;当不满足同质性时,采用随机效应模型,可选择 DerSimonian and Laird 法等统计分析方法。

第三节 多因变量的统计分析方法选择思路

现代的医药科研中,经常需要观察多个试验效应指标来分析研究因素的效应。因此,在资料的统计分析时,也就必须对多个试验效应指标进行综合评价。当因变量为分类型因变量(计数或等级资料)时,其数据的统计分析方法选择思路同第二节;当因变量为两个或两个以上有关联的定量观测指标时,可选择多变量分析方法,常用的方法及其应用条件见表1-3。

表1-3 计量资料常用的多变量分析方法及其应用条件

多变量分析方法	分析目的	应用条件
单样本 Hotelling T^2 检验	单样本与总体均数向量比较	多元正态分布、多元协方差矩阵相等
配对样本 Hotelling T^2 检验	配对样本均数向量比较	多元正态分布、多元协方差矩阵相等
聚类分析与判别分析	多变量无类分类与有类归类	多元正态分布、多元协方差矩阵相等
主成分分析与因子分析	多变量降维	多样本单因素、多因素、多元正态分布、多元协方差矩阵相等
两样本 Hotelling T^2 检验	两样本单均数向量比较	多元正态分布、多元协方差矩阵相等
Wilks λ 检验	多样本均数向量比较	多样本单因素、多因素、多元正态分布、多元协方差矩阵相等
含协变量的多元方差分析	含协变量多变量比较	多样本、协变量、多元正态分布、多元协方差矩阵相等
重复测量的多元方差分析	重复测量设计的多变量比较	重复测量、多元正态分布、H-F 球对称
多元相关分析	多个变量间的线性相关关系	多变量、多元正态分布
多重线性回归分析	1 个因变量与多个自变量的数量依存关系	多变量、多元正态分布、多元相关
典型相关分析	多个因变量与多个自变量的相关性	多变量、多元正态分布

第四节 SPSS 简介

医学统计学是以数理统计理论和方法为基础的,涉及大量的计算公式,如采用传统的手工计算,过程繁杂,且容易出现差错,特别是多元统计分析方法更加复杂,手工计算几无可能。因此,在进行统计分析时,人们常常借助于各种统计软件来解决复杂的计算过程,使统计工作者利用多元统计分析方法来解决实际问题更加简单方便。

SPSS(Statistical Product and Service Solutions)是目前全球最为广泛应用的统计软件之一,也是世界上最早的统计分析软件。SPSS 最初全称为"社会科学统计软件包"(Statistical Package for the Social Sciences),由美国斯坦福大学的三位学生 Norman H. Nie, C. Hadlai(Tex)Hull 和 Dale H. Bent 于 1968 年研究开发,并成立了 SPSS 公司。随着 SPSS 产品服务领域的扩大和服务深度的增加,SPSS 公司于 2000 年正式将全称更改为"统计产品与服务解决方案(Statistical Product and Service Solutions)",2009 年更名为"预测统计分析软件"(Predictive Analytics Software,PASW),2009 年 10 月 IBM 公司完成收购,2010 年更名为 IBM SPSS,2014 年 SPSS 已升级至 22.0 版本,本教材的各章例题的复杂计算过程,主要采用正版统计软件 SPSS22.0 来完成。

一、SPSS 22.0 软件系统要求

为保障 SPSS 软件的正常运行,需要电脑具备一定的软硬件条件,其最低软硬件要求如下。

1. 操作系统 Microsoft Windows XP(32 位版本)、Windows Vista(32 位和 64 位版本)或 Windows 7(32 位和 64 位版本)、Windows 8(32 位和 64 位版本)、Mac。

2. 硬件系统 以 2 千兆赫兹(GHz)或更高频率运行的 Intel 或 AMD 处理器,4GB RAM 或更大,800MB 可用硬盘空间。如果安装一种以上的帮助语言,多出的每种语言将需要 150~170MB 磁盘空间。如果使用物理安装介质,则需要 DVD/CD 驱动器,XGA(1024×768)或更高分辨率的显示器。如果要与 IBM SPSS Statistics 服务器连接,就需要运行 TCP/IP 网络协议的网络适配器。

二、主要功能介绍

SPSS 统计分析软件是一款按照功能模块进行配置的软件产品,主要包括 SPSS Statistics Base 模块和其他一系列扩充功能模块,每个独立扩充功能模块是在 SPSS Statistics Base 模块基础上,增加某方面的分析功能。

1. SPSS Statistics Base 为必需的基础模块,管理整个软件平台,管理数据访问、数据处理和输出,并能进行基本统计分析。包括描述统计、行列计算、汇总、计数、交叉分析、分类比较、描述性统计、因子分析、回归分析及聚类分析等。

2. SPSS Advanced Statistics 在分析数据时,除了基本的数据分析外,如果还想建立并分析过程数据,就需要使用高级统计模型(advanced statistic models),可以为等级资料建立更灵活、更成熟的模型,也可以在处理嵌套数据时得到更精确的预测模型,还可以分析事件历史和持续时间数据。具体功能包括:方差成分估计、混合模型、一般线性模型

（GLM）、广义线性模型（GZLMS）、广义估计方程（GEES）、对数线性模型、多因子系统模式的对数线性模型、生存分析（寿命表、Kaplan-Meier 估计、Cox 回归）。

3. SPSS Bootstrapping　为更有效地使用小样本量的数据，通过数据自身重采用的功能，可以模拟大样本情况下的采样结果，从而对数据结构特征和偏差有更直接的认识。当某些参数估计或者假设检验值得怀疑时，也可以使用该功能进行直接采样，从而以一种更加直观的方式来执行结果的检查。

4. SPSS Categories　为对应分析程序，用启发性的二维图和感知图表达数据的关系，从大量变量或二维及多维表格中了解重要讯息。提供非线性主成分分析来描述数据，通过类似传统的回归分析、主成分分析及典型相关分析，处理和了解顺序及名义数据，可视化地探索多变量分类数据。还可以应用齐性分析（homogeneity analysis）来分析分类多变量数据矩阵。

5. SPSS Complex Samples　将抽样设计融入调查分析之中，对复杂抽样数据的总体得到更加有效的统计推论。

6. SPSS Conjoint　包含 3 个相互关联过程，用于进行全特征联合分析。考虑研究时应包括的产品属性、属性水平、产品卡片的数量，用正交设计生成一个包含适量产品卡片的正交主效果片段因子设计。帮助市场研究人员和新产品开发部门了解在消费者心目中什么产品属性是重要的，了解消费者最偏爱的属性水平是什么，进行定价研究，进行品牌价格研究。

7. SPSS Data Preparation　在预处理数据时识别虚假和无效的观测值、变量和数据值，确认可疑的或者残缺的案例，查看数据缺失模式，描述变量分布以备分析，更准确地应用针对于分类变量的算法，迅速找到多元的极端值，执行数据检验，为建模预处理数据。

8. SPSS Decision Trees　基于数据挖掘中发展起来的树结构模型，对分类变量或连续变量进行预测，可以方便、快速地对样本进行细分。

9. SPSS Exact Tests　对于小样本或零星的数据，资料细分到多个类别，或数据变量中有超过 80% 的观测值集中在某一类别，传统方法要得到更好正确的结论，每一单元需要有 5 个以上数据，而 SPSS Exact Tests 则解除了这种限制。超过 30 个精确检验涵盖了小型或大型数据集所有的非参数和分类数据问题，包括独立或相关样本的单样本、两样本和 K-样本检验，拟合度检验，列联表独立性检验和联合测度检验等。

10. SPSS Forecasting　是目前功能最强的时间序列分析工具，能帮助研究人员做更好的预测。包括多重曲线拟合、平滑以及自回归方程估计，可自动从 ARIMA 和指数平滑模型中选择最佳拟合的时间序列和因变量的模型，避免反复选择模型的工作。

11. SPSS Missing Values　缺失数据会带来偏差或错误的分析结果，简单代入法或者简单的回归法都不能正确地填补缺失值。SPSS Missing Values 用 6 种灵活的诊断报告来评估缺失值是否会影响分析结论，通过快捷地诊断缺失值，得到更精确的摘要统计量，方便地用估计值替换缺失值，得到精确的结论。

第二章　多元线性回归

多元线性回归是统计分析方法中最常用的方法之一。如果所研究的现象有若干个影响因素,且这些因素对现象的综合影响是线性的,则可以使用多元线性回归的方法建立现象(因变量)与影响因素(自变量)之间的线性函数关系式。由于多元线性回归的计算量比较大,所以有必要应用统计分析软件进行统计分析。这一章将专门介绍 SPSS 软件的多元线性回归分析的操作方法,包括求回归系数,给出回归模型的各项检验统计量值及相应的概率,对输出结果的分析等相关内容。

例2-1　有研究认为血清中高密度脂蛋白降低是引起动脉硬化的一个重要原因,现测量了 28 名被怀疑患有动脉硬化的就诊患者的载脂蛋白 A Ⅰ、载脂蛋白 B、载脂蛋白 E、载脂蛋白 C 和高密度脂蛋白中的胆固醇含量,资料见表 2-1,试分析 4 种载脂蛋白对高密度脂蛋白中胆固醇含量的影响,并建立线性回归方程。

表 2-1　28 名患者载脂蛋白和高密度脂蛋白中胆固醇含量的测量结果(mg/dl)

No.	载脂蛋白 A Ⅰ	载脂蛋白 B	载脂蛋白 E	载脂蛋白 C	高密度脂蛋白
1	199	112	6.9	16.7	82
2	118	136	7.1	15.7	40
3	139	94	8.6	13.6	51
4	175	160	12.1	20.3	65
5	131	154	11.2	21.5	40
6	158	141	9.7	29.6	42
7	158	137	7.4	18.2	56
8	132	151	7.5	17.2	37
9	162	110	6.0	15.9	70
10	144	113	10.1	42.8	41
11	173	123	8.7	19.0	80
12	132	131	13.8	29.2	38
13	162	137	7.2	20.7	56
14	169	129	8.5	16.7	58
15	129	138	6.3	10.1	47
16	166	148	11.5	33.4	49
17	185	118	6.0	17.5	69

续表

No.	载脂蛋白 A I	载脂蛋白 B	载脂蛋白 E	载脂蛋白 C	高密度脂蛋白
18	155	121	6. 1	20. 4	57
19	175	111	4. 1	27. 2	74
20	136	110	9. 4	26. 0	39
21	153	133	8. 5	16. 9	65
22	110	149	9. 5	24. 7	40
23	160	86	5. 3	10. 8	57
24	112	123	8. 0	16. 6	34
25	147	110	8. 5	18. 4	54
26	204	122	6. 1	21. 0	72
27	131	102	6. 6	13. 4	51
28	170	127	8. 4	24. 7	62

SPSS 操作步骤:

1. 数据录入

（1）点击"变量视图",在"名称"列下输入"$x1$（载脂蛋白 A I ,mg/dl）"、"$x2$（载脂蛋白 B,mg/dl）"、"$x3$（载脂蛋白 E,mg/dl）"、"$x4$（载脂蛋白 C,mg/dl）"和"y（高密度脂蛋白中的胆固醇含量,mg/dl）"五个变量。

（2）在"标签"列分别依次输入"载脂蛋白 A I ","载脂蛋白 B","载脂蛋白 E","载脂蛋白 C","高密度脂蛋白",见图 2-1。

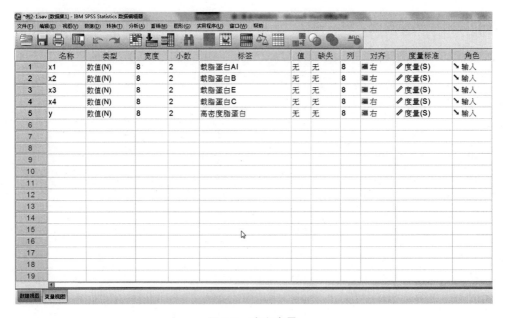

图2-1 定义变量

(3) 点击“数据视图”,按表 2-1 录入全部数据,见图 2-2。

(4) 点击“另存为”,选择合适的保存路径。

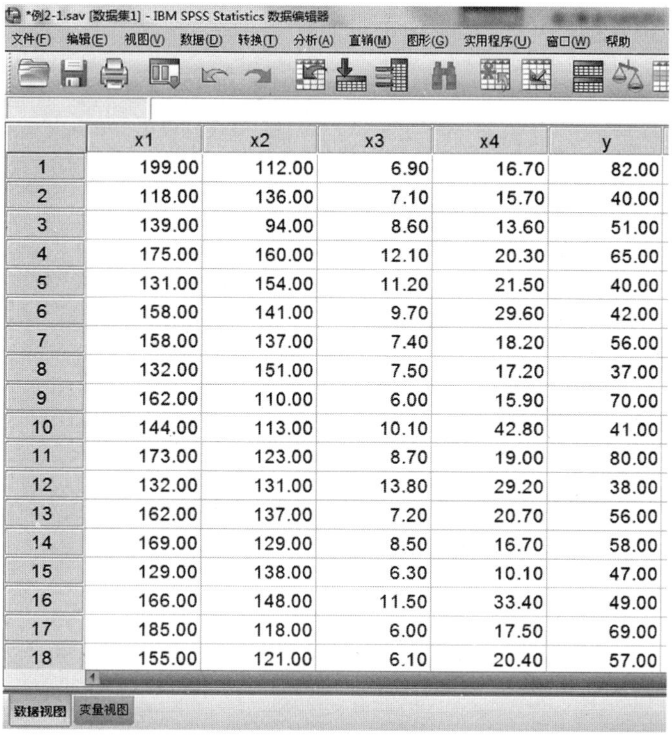

	x1	x2	x3	x4	y
1	199.00	112.00	6.90	16.70	82.00
2	118.00	136.00	7.10	15.70	40.00
3	139.00	94.00	8.60	13.60	51.00
4	175.00	160.00	12.10	20.30	65.00
5	131.00	154.00	11.20	21.50	40.00
6	158.00	141.00	9.70	29.60	42.00
7	158.00	137.00	7.40	18.20	56.00
8	132.00	151.00	7.50	17.20	37.00
9	162.00	110.00	6.00	15.90	70.00
10	144.00	113.00	10.10	42.80	41.00
11	173.00	123.00	8.70	19.00	80.00
12	132.00	131.00	13.80	29.20	38.00
13	162.00	137.00	7.20	20.70	56.00
14	169.00	129.00	8.50	16.70	58.00
15	129.00	138.00	6.30	10.10	47.00
16	166.00	148.00	11.50	33.40	49.00
17	185.00	118.00	6.00	17.50	69.00
18	155.00	121.00	6.10	20.40	57.00

图 2-2　数据录入

2. 正态性检验

(1) 点击“分析”—“描述统计”—“探索”,弹出“探索”对话框,见图 2-3。

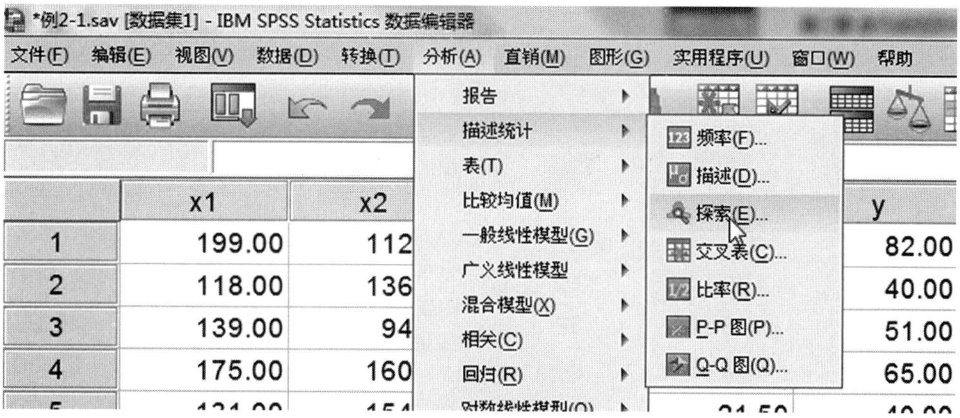

图 2-3　正态性检验菜单操作

(2) 点击“y”,点击箭头,把“y”选入“因变量列表”;点击“绘制”,弹出图对话框,点击“待检验的正态图”,见图 2-4,点击“继续”,点击“确定”。

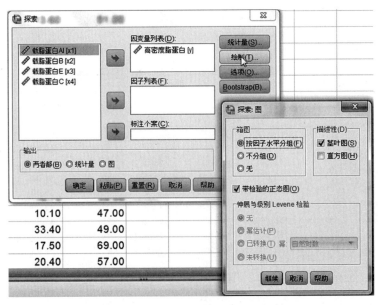

图 2-4　正态性检验对话框步骤

正态性检验结果见图 2-5，P 值 $= 0.172 > 0.10$，表明高密度脂蛋白满足正态性要求。

3. 多重线性回归

（1）点击"分析"—"回归"—"线性"，见图 2-6。

正态性检验

	Kolmogorov-Smirnov[a]			Shapiro-Wilk		
	统计量	df	Sig.	统计量	df	Sig.
高密度脂蛋白	.138	28	.182	.948	28	.172

a. Lilliefors 显著水平修正

图 2-5　正态性检验结果

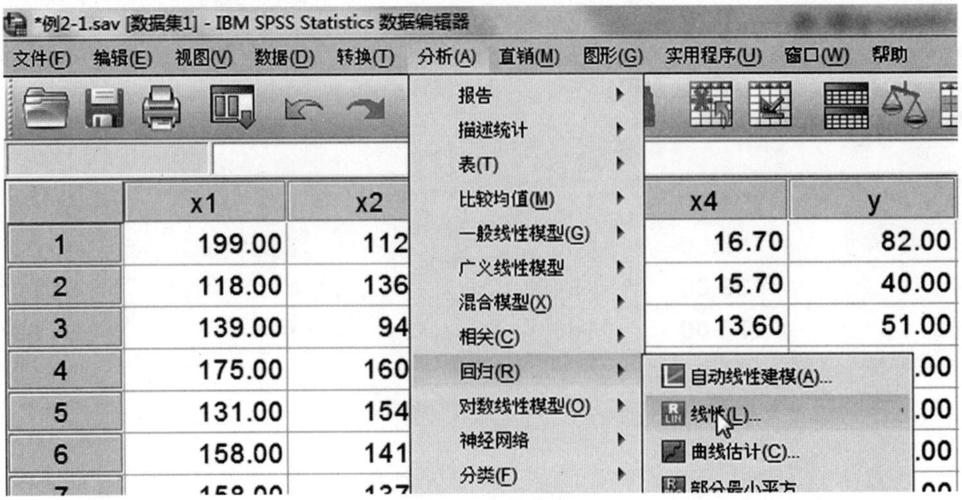

图 2-6　线性回归菜单操作

（2）在弹出的"线性回归"对话框中,点击"y",点击箭头,把"y"选入"因变量";依次点击"$x1$"、"$x2$"、"$x3$"、"$x4$",点击箭头,把"$x1$"、"$x2$"、"$x3$"、"$x4$"选入"自变量";从"方法"框内下拉式菜单中选择回归分析方法,有强迫进入法(Enter),强制剔除法(Remove),向前选择法(Forward),向后剔除法(Backward)及逐步回归法(Stepwise)5种,各方法说明见表2-2,本例中选择"逐步回归法(Stepwise)",见图2-7。

表2-2　自变量的筛选方法

自变量的筛选方法	说　明
强迫进入法(Enter)	全部自变量纳入回归模型,不做筛选
强制剔除法(Remove)	只出不进,以 Block 为单位,根据剔除标准去除变量
向前选择法(Forward)	只进不出,逐一让满足标准的自变量进入回归方程,直至无新的变量可引入为止
向后剔除法(Backward)	只出不进,逐一删除对因变量贡献小的自变量,直至进入方程的自变量均满足选入标准
逐步回归法(Stepwise)	有进有出,计算各自变量对因变量的影响大小。选择影响最大的变量进入方程。重复此过程,若新变量的引入导致先前引入的变量无统计学意义,就将其剔除。直至方程中无可剔除的变量、方程外无可引入的变量为止

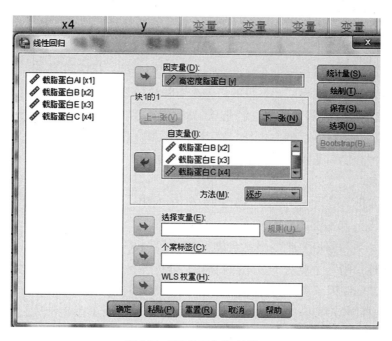

图2-7　"线性回归"对话框

（3）单击"统计量",弹出"线性回归:统计量"对话框,可以选择输出的统计量,见图2-8。

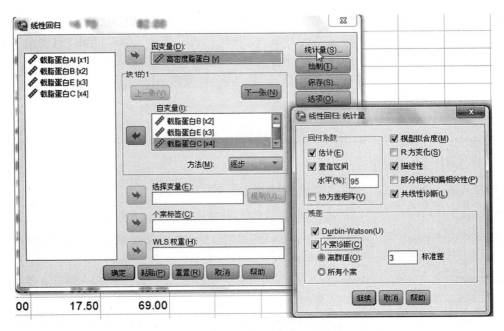

图2-8 "线性回归:统计量"对话框

下面对"线性回归:统计量"对话框各部分作详细介绍

1)回归系数选项:

①"估计"(系统默认):输出回归系数的相关统计量:包括回归系数、回归系数标准误、标准化回归系数、回归系数检验统计量(t 值)及相应的检验统计量概率的 P 值($sig.$)。本例中选择此项。

②"置信区间":输出每一个非标准化回归系数95%的置信区间。

③"协方差矩阵":输出回归系数的协方差矩阵和相关矩阵。

本例中选择"估计"和"置信区间"选项,见图2-8。

2)在"回归系数选项"的右边是与模型拟合及拟合效果有关的选项:

①"模型拟合度":是默认项。能够输出复相关系数 R、R^2 及校正 R^2,估计值的标准误,方差分析表。

②"R 方变化":引入或剔除一个变量时,R^2 的变化。

③"描述性":基本统计描述。

④"部分相关和偏相关性":相关系数及偏相关系数。

⑤"共线性诊断":主要对于多元回归模型,分析各自变量之间的共线性的统计量,包括容忍度、方差膨胀因子、特征值和条件指数等,见表2-3。

本例中选择"模型拟合度""描述性""共线性诊断"选项,见图2-8。

3)残差选项:

①Durbin-Watson 检验(简称 DW 检验):DW 检验统计量,用于检验残差的独立性,其取值范围为:$0<DW<4$。若 $DW=2$,表明相邻两点的残差项相互独立;若 $0<DW<2$,表明相邻两点的残差项正相关;若 $2<DW<4$,表明相邻两点的残差项负相关。

表 2-3 共线性诊断指标

指标名称	检验标准
容忍度(tolerance)	若<0.1 则存在共线性
方差膨胀因子(VIF)	容忍度的倒数,若>10 则存在共线性
特征值(eigenvalue)	若多个维度=0,可能存在共线性
条件指数(condition index)	若多个维度>30,可能存在共线性

②个案诊断,有两个选项:离群值,默认为≥3 倍标准差;所有个案,表示输出所有观测量的残差值。

本例中选择"Durbin-Watson"和"个案诊断-离群值"选项,选择 3 倍标准差,见图 2-8。点击"继续",返回线性回归对话框。

(4) 如果需要观察图形,可单击"绘制"按钮,弹出"线性回归:图"对话框,见图 2-9。在此对话框中可以选择所需要的图形,帮助验证正态性、线性和方差齐性的假设。

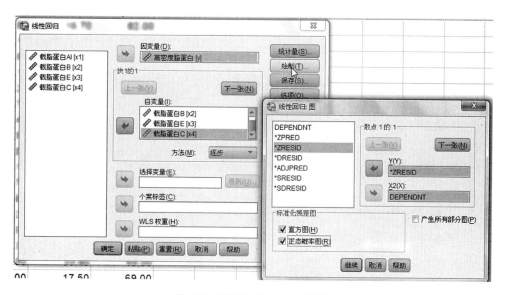

图 2-9 "线性回归:图"对话框

在"线性回归:图"对话框左上角的源变量框中,选择"*DEPENDNT*"(因变量)进入 X(或 Y)轴变量框,选择其他变量进入 Y(或 X)轴变量框。除因变量外,其客观存在变量依次是:*ZPRED*:标准化预测值;*ZRESID*:标准化残差;*DRESID*:剔除残差;*ADJPRED*:修正后预测值;*SRESID*:学生化残差;*SDRESID*:学生化剔除残差。其中,标准化为 z 变换,学生化为 t 变换。

在"线性回归:图"对话框左下角的标准化残差图栏以及"线性回归:图"对话框右下角,还有三个有关图的选项:

①"直方图":绘制带有正态曲线的标准化残差直方图。

②"正态概率图"：标准化残差的正态 P-P 图。

③"产生所有部分图"：依次绘制因变量和所有自变量的散点图。

在本例中，把源变量框中的"标准化残差-*ZRESID*"选中后设为 Y 轴，把"因变量-*DEPENDNT*"选中后设为 X 轴，同时选择"直方图"和"正态概率图"选项，见图 2-9。点击"继续"，返回线性回归对话框。

（5）点击"选项"按钮，弹出"线性回归：选项"对话框，见图 2-10。可以从中选择模型拟合判断准则及缺失值的处理方式。下面详细介绍"线性回归：选项"对话框的各部分的使用方法。

①在对话框上方的"步进方法标准"栏里，可以设置变量进入或删除的判别标准。

若选择"使用 F 的概率"为判别标准，纳入变量时所得的 P 值小于"进入"设定概率标准，该变量进入模型；删除变量时所得的 P 值大于"删除"设定概率标准，该变量从模型删除。"进入"概率值必须小于"删除"概率值。若要将更多的变量选入模型中，可以增大"进入"概率值，若要将更多的变量剔出模型，可以降低"删除"概率值。

若选择"使用 F 值"作为判别标准，纳入变量所得的 F 值大于设定的"进入" F 值时，该变量进入模型；删除变量所得的 F 值小于设定的"删除" F 值时，该变量从模型删除。"进入" F 值必须大于"删除" F 值。若要将更多的变量选入模型中，可以降低"进入" F 值，若要将更多的变量删除模型，可以增大"删除" F 值。

本例中选择系统默认的"使用 F 的概率"作为判别标准。并将"进入"概率值改为 0.10，"删除"概率值改为 0.15，见图 2-10。

②"在等式中包含常量"选项，选中则表示在估计的线性回归方程里含有截距项，一

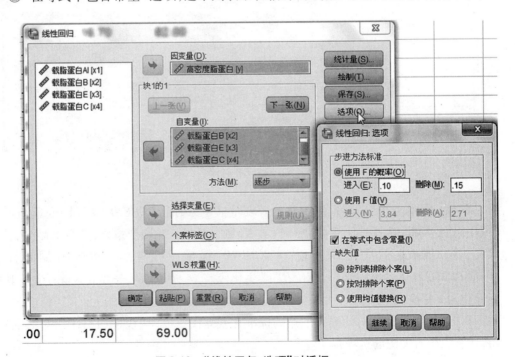

图 2-10　"线性回归：选项"对话框

般默认勾选。

　　③"缺失值"选项：本例中保持默认不做更改。

　　点击"继续"，返回线性回归对话框。

　　（6）如果要保存预测值等数据，可单击"保存"按钮打开"线性回归：保存"对话框。选择需要保存的数据种类作为新变量存在数据编辑窗口。其中有预测值、残差、预测区间等。本例中不做选择。

　　设置完毕，点击"确定"。

　　4. 结果解读

　　（1）图 2-11 给出了各变量的基本统计描述指标——均数、标准差和样本例数。

描述性统计量

	均值	标准 偏差	N
高密度脂蛋白	54.5000	13.83635	28
载脂蛋白AI	153.0357	24.24487	28
载脂蛋白B	125.9286	18.31196	28
载脂蛋白E	8.1821	2.20371	28
载脂蛋白C	20.6500	7.11464	28

图 2-11　描述性统计量

　　（2）图 2-12 给出了各变量间及自身的简单相关系数矩阵及相关性检验结果。

相关性

		高密度脂蛋白	载脂蛋白AI	载脂蛋白B	载脂蛋白E	载脂蛋白C
Pearson 相关性	高密度脂蛋白	1.000	.853	-.283	-.437	-.234
	载脂蛋白AI	.853	1.000	-.158	-.258	.044
	载脂蛋白B	-.283	-.158	1.000	.500	.219
	载脂蛋白E	-.437	-.258	.500	1.000	.517
	载脂蛋白C	-.234	.044	.219	.517	1.000
Sig.（单侧）	高密度脂蛋白	.	.000	.073	.010	.115
	载脂蛋白AI	.000	.	.212	.092	.412
	载脂蛋白B	.073	.212	.	.003	.131
	载脂蛋白E	.010	.092	.003	.	.002
	载脂蛋白C	.115	.412	.131	.002	.
N	高密度脂蛋白	28	28	28	28	28
	载脂蛋白AI	28	28	28	28	28
	载脂蛋白B	28	28	28	28	28
	载脂蛋白E	28	28	28	28	28
	载脂蛋白C	28	28	28	28	28

图 2-12　简单相关系数矩阵及相关性检验结果

（3）图 2-13 给出了各变量进入或移出回归模型的情况。自变量"$x1$（载脂蛋白 A I，mg/dl）"在拟合第 1 步时进入了模型，自变量"$x4$（载脂蛋白 C，mg/dl）"在拟合第 2 步时进入了模型。

输入 / 移去的变量a

模型	输入的变量	移去的变量	方法
1	载脂蛋白AI	.	步进（准则：F-to-enter 的概率 <= .100，F-to-remove 的概率 >= .150）。
2	载脂蛋白C	.	步进（准则：F-to-enter 的概率 <= .100，F-to-remove 的概率 >= .150）。

a. 因变量：高密度脂蛋白

图 2-13　输入或移去的变量

（4）利用逐步回归法，模型的拟合进行了 2 步。图 2-14 中的模型汇总表给出了模型的复相关系数 R，样本决定系数 R^2，调整 R^2，标准估计误差，DW 检验值。由图 2-14 得知，模型 2 的复相关系数 $R=0.895$，$R^2=0.801$，调整 R^2 为 0.785，表明所建立的多重线性回归方程能够概括因变量 Y 的总变异的 78.5%，拟合优度较高；DW 值为 1.955<2，说明残差项存在微弱一阶正自相关，有待进一步考察。

模型汇总c

模型	R	R 方	调整 R 方	标准 估计的误差	Durbin-Watson
1	.853a	.727	.716	7.36776	
2	.895b	.801	.785	6.41704	1.955

a. 预测变量: (常量)，载脂蛋白AI 。

b. 预测变量: (常量)，载脂蛋白AI ，载脂蛋白C。

c. 因变量: 高密度脂蛋白

图 2-14　模型汇总表

（5）图 2-15 中的方差分析表同时给出了 2 个模型的方差分析表。其中模型 2 的 $SS_{回归}=4139.540$，其自由度为 2，$MS_{回归}=2069.770$；$SS_{残差}=1029.460$，其自由度为 25，$MS_{残差}=41.178$，模型 2 的 F 值为 50.263，$P=0.000<0.05$，说明模型 2 具有显著统计学意义，建立的回归模型是恰当的。

（6）图 2-16 给出了回归系数和回归系数的检验结果，包括非标准化回归系数、标准化回归系数，95% 的置信区间、共线性诊断统计量（容忍度和方差膨胀因子）。容忍度是

Anova[a]

模型		平方和	df	均方	F	Sig.
1	回归	3757.617	1	3757.617	69.221	.000[b]
	残差	1411.383	26	54.284		
	总计	5169.000	27			
2	回归	4139.540	2	2069.770	50.263	.000[c]
	残差	1029.460	25	41.178		
	总计	5169.000	27			

a. 因变量: 高密度脂蛋白

b. 预测变量: (常量), 载脂蛋白AI。

c. 预测变量: (常量), 载脂蛋白AI, 载脂蛋白C。

图2-15　方差分析表

系数[a]

模型		非标准化系数		标准系数	t	Sig.	B 的 95.0% 置信区间		共线性统计量	
		B	标准 误差	试用版			下限	上限	容差	VIF
1	(常量)	-19.964	9.058		-2.204	.037	-38.583	-1.346		
	载脂蛋白AI	.487	.058	.853	8.320	.000	.366	.607	1.000	1.000
2	(常量)	-10.083	8.530		-1.182	.248	-27.651	7.486		
	载脂蛋白AI	.493	.051	.865	9.677	.000	.388	.598	.998	1.002
	载脂蛋白C	-.529	.174	-.272	-3.045	.005	-.887	-.171	.998	1.002

a. 因变量: 高密度脂蛋白

图2-16　回归系数及检验结果

每个自变量作为因变量与其他自变量进行回归分析后得到的残差比例,大小为"$1-R^2$",因此该值越小,共线性越严重。方差膨胀因子是容忍度的倒数,其值越大共线性越严重。图2-16中的模型栏中,模型1是先将载脂蛋白AⅠ作为自变量引入模型,模型2将载脂蛋白AⅠ与载脂蛋白C两个自变量引入模型。载脂蛋白AⅠ和载脂蛋白C的 P 值均小于0.05,有极显著统计学意义。由最后两列的容忍度(tolerance)和方差膨胀因子(VIF)的值来看,两个自变量无明显共线性。载脂蛋白AⅠ标准化回归系数的绝对值大于载脂蛋白C,说明前者对高密度脂蛋白Y的影响大于后者。

（7）图2-17显示了变量排除的过程,各数据项的含义分别是:如果该变量保留在模型中,其标准化回归系数、t 检验值和概率 P 将是什么。例如:对于模型2中如果保留载脂蛋白B,它的标准化回归系数将为-0.094,但是回归系数的检验统计学意义不显著(概率 P 值为0.322)。

（8）图2-18中的共线性诊断结果以特征值和条件指数(条件索引)为指标考察自变量的共线性。一般特征值等于0或(和)条件指数大于30,就可能存在共线性了。表中第3列是特征值,第4列是条件指数,最后一列是方差比例。最大的条件指数小于30,说明自变量之间不存在比较强烈的共线性。

（9）图2-19列出了预测值、残差、标准化预测值和标准化残差的描述性统计量。其中包括预测值及残差项的最小值和最大值、均值、标准误和样本容量。如:残差的最大值是14.77633而最小值是-10.21360,但是均值是0。

已排除的变量ª

模型		Beta In	t	Sig.	偏相关	共线性统计量		
						容差	VIF	最小容差
1	载脂蛋白B	-.152ᵇ	-1.499	.146	-.287	.975	1.025	.975
	载脂蛋白E	-.232ᵇ	-2.374	.026	-.429	.933	1.071	.933
	载脂蛋白C	-.272ᵇ	-3.045	.005	-.520	.998	1.002	.998
2	载脂蛋白B	-.094ᶜ	-1.011	.322	-.202	.924	1.082	.924
	载脂蛋白E	-.111ᶜ	-1.010	.323	-.202	.654	1.529	.654

a. 因变量: 高密度脂蛋白

b. 模型中的预测变量: (常量), 载脂蛋白AI。

c. 模型中的预测变量: (常量), 载脂蛋白AI, 载脂蛋白C。

图 2-17 排除的变量

共线性诊断ª

模型	维数	特征值	条件索引	方差比例		
				(常量)	载脂蛋白AI	载脂蛋白C
1	1	1.988	1.000	.01	.01	
	2	.012	12.933	.99	.99	
2	1	2.916	1.000	.00	.00	.01
	2	.073	6.332	.03	.07	.94
	3	.011	15.977	.97	.93	.05

a. 因变量: 高密度脂蛋白

图 2-18 共线性诊断结果

残差统计量ª

	极小值	极大值	均值	标准 偏差	N
预测值	31.1227	79.4611	54.5000	12.38210	28
残差	-10.21360	14.77633	.00000	6.17480	28
标准 预测值	-1.888	2.016	.000	1.000	28
标准 残差	-1.592	2.303	.000	.962	28

a. 因变量: 高密度脂蛋白

图 2-19 残差统计量

（10）由图 2-20 中可以看出，随着因变量的变化，标准化残差图中的点在 0 线周围的分布是随机的，没有出现趋势性，满足残差的齐性条件，所以回归模型是有效的。

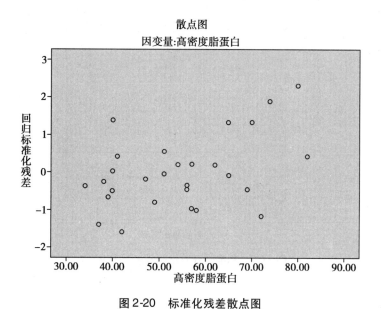

图 2-20　标准化残差散点图

（11）由图 2-21 中可以看出，残差基本服从正态分布，标准化残差直方图与正态分布曲线相比，残差的分布结果符合正态分布假设；由图 2-22 中可以看到，预测值的累积概率与观测值的累计概率散点基本散布在直线上，可以说明残差服从正态分布。

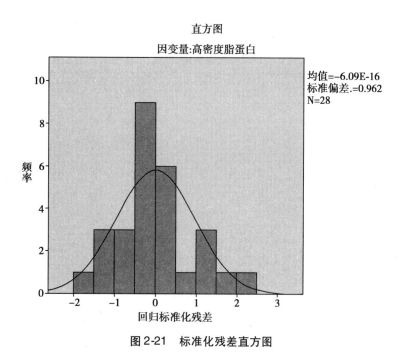

图 2-21　标准化残差直方图

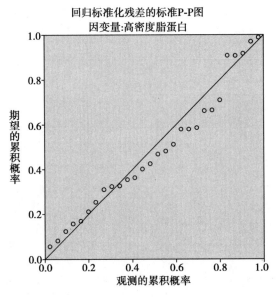

图 2-22 标准化残差正态概率 P-P 图

结论：逐步回归得到的方程为：$y = -10.083 + 0.493x_1 - 0.529x_4$，标准化回归方程为 $y^* = 0.865x_1^* - 0.272x_4^*$。

练习题

1. 某地 28 名 12 岁男童身高(cm)、体重(kg)、肺活量(L)的实测数据见表 2-4，试分析身高、体重对男童肺活量的影响，并建立线性回归方程。

表 2-4 某地 28 名 12 岁男童身高、体重、肺活量的实测数据

No.	身高(cm)	体重(kg)	肺活量(L)	No.	身高(cm)	体重(kg)	肺活量(L)
1	154.5	38.4	2.50	11	148.0	31.5	1.55
2	149.9	35.8	1.75	12	156.5	35.5	2.00
3	159.0	38.6	2.55	13	146.6	33.5	2.50
4	149.3	33.8	2.25	14	138.9	30.4	1.95
5	160.5	37.5	2.00	15	156.5	32.0	1.75
6	157.5	43.2	2.20	16	158.2	37.5	2.00
7	153.0	32.0	1.75	17	144.5	34.7	2.25
8	135.0	27.5	1.25	18	160.8	40.2	2.75
9	148.0	37.0	2.20	19	142.9	31.5	1.75
10	148.5	37.3	2.25	20	135.1	32.0	1.75

续表

No.	身高（cm）	体重（kg）	肺活量（L）	No.	身高（cm）	体重（kg）	肺活量（L）
21	163.6	46.2	2.75	25	165.5	49.5	3.00
22	156.2	37.2	2.75	26	153.3	41.0	2.75
23	167.8	41.5	2.75	27	160.5	47.2	2.25
24	145.0	33.1	2.50	28	147.6	40.4	2.00

2. 健康女性身体各部位脂肪分布情况见表 2-5，用 $x1$ 表示三头肌皮褶厚度，$x2$ 表示大腿围，$x3$ 表示中臂围，用 y 表示身体脂肪。试分析三头肌皮褶厚度、大腿围和中臂围对身体脂肪的影响，并建立线性回归方程。

表 2-5　健康女性身体脂肪与三头肌皮褶厚度，大腿围和中臂围检测结果

No.	$x1$	$x2$	$x3$	y	No.	$x1$	$x2$	$x3$	y
1	19.5	43.1	29.1	11.9	11	31.1	56.6	30	25.4
2	24.7	49.8	28.2	22.8	12	30.4	56.7	28.3	27.2
3	30.7	51.9	37	18.7	13	18.7	46.5	23	11.7
4	29.8	54.3	31.1	20.1	14	19.7	44.2	28.6	17.8
5	19.1	42.2	30.9	12.9	15	14.6	42.7	21.3	12.8
6	25.6	53.9	23.7	21.7	16	29.5	54.4	30.1	23.9
7	31.4	58.5	27.6	27.1	17	27.7	55.3	25.7	22.6
8	27.9	52.1	30.6	25.4	18	30.2	56.6	24.6	25.4
9	22.1	49.9	23.2	21.3	19	22.7	48.2	27.1	14.8
10	25.5	53.5	24.8	19.3	20	25.2	51	27.5	21.1

3. 某医院为了解病人对医院工作的满意程度和病人年龄、病情程度、病人忧虑程度之间的关系，随机调查了该医院的 20 位病人，得数据见表 2-6，试分析病人年龄、病情程度和病人忧虑程度对病人满意程度的影响，并建立线性回归方程。

表 2-6 病人对医院工作的满意程度和年龄、病情程度、忧虑程度调查结果

No.	年龄	病情程度	忧虑程度	满意程度	No.	年龄	病情程度	忧虑程度	满意程度
1	29	50	2.2	77	11	40	48	2.2	66
2	52	62	2.9	26	12	36	46	2.3	57
3	45	48	2.4	54	13	50	51	2.3	48
4	42	50	2.2	46	14	37	48	2.5	60
5	48	54	2.8	37	15	43	50	2.5	65
6	28	43	1.9	90	16	60	70	2.9	50
7	42	44	1.8	70	17	44	32	2.0	80
8	19	12	1.5	95	18	33	30	1.8	90
9	56	54	2.8	75	19	47	42	2.6	70
10	39	41	2.3	78	20	66	58	2.8	68

第三章　Logistic 回归

Logistic 回归又称 logistic 回归分析,在流行病学中应用较广,常用于探索某疾病的危险因素,根据危险因素预测某疾病发生的概率。例如,想探讨胃癌发生的危险因素,可以选择两组人群,一组是胃癌组,一组是非胃癌组,两组人群有不同的特征和生活方式。在这个例子里,因变量为两分类变量(是否患有肺癌),自变量包括年龄、性别、职业、是否吸烟等。自变量既可以是连续的,也可以是分类的。通过 logistic 回归分析,就可以大致了解到底哪些因素是胃癌的危险因素。本章将介绍因变量为两分类变量、多分类变量的 logistic 回归 SPSS 操作方法以及结果解读。

第一节　两分类 Logistic 回归

例 3-1　为了探讨吸烟、饮酒与胃癌的关系,现收集到病例-对照调查资料见表 3-1,试作 logistic 回归分析。

表 3-1　吸烟、饮酒与胃癌的病例-对照调查资料

分层	吸烟($x1$)	饮酒($x2$)	病例数	对照数
1	0	0	65	134
2	0	1	70	100
3	1	0	42	59
4	1	1	272	144

表 3-2　吸烟、饮酒和胃癌的赋值情况

变量	变量名	赋值说明
吸烟	$x1$	0=不吸烟,1=吸烟
饮酒	$x2$	0=不饮酒,1=饮酒
胃癌	y	0=对照,1=病例

SPSS 操作步骤:

1. 数据录入

(1)点击"变量视图",在"名称"列下输入"$x1$""$x2$""y"和"n"4 个变量,在"标签"列下依次输入"吸烟""饮酒""胃癌"和"例数"。

(2)在"值"列下分别对"吸烟"、"饮酒"和"胃癌"3 个变量进行赋值,赋值情况见表

3-2,点击按钮弹出"值标签"对话框;以吸烟为例,在"值"输入"0","标签"输入"不吸烟",点击"添加";继续在"值"输入"1","标签"输入"吸烟",点击"添加";点击"确定",见图 3-1。其他变量赋值类似。

（3）点击"数据视图",按表 3-1 录入全部数据,见图 3-2。

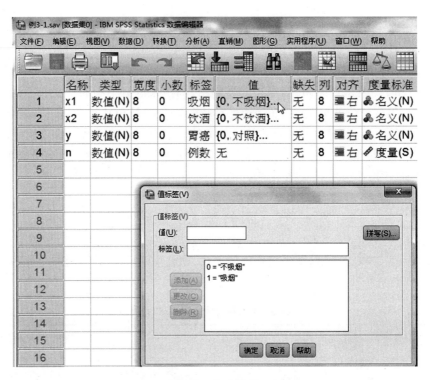

图 3-1　定义变量

	x1	x2	y	n
1	0	0	0	134
2	0	0	1	65
3	0	1	0	100
4	0	1	1	70
5	1	0	0	59
6	1	0	1	42
7	1	1	0	144
8	1	1	1	272

图 3-2　数据录入

（4）点击"另存为"，选择合适的保存路径。

2. logistic 回归分析

（1）点击"数据"—"加权个案"，弹出"加权个案"对话框，选中"加权个案"，点击"例数"，点击右侧箭头，把"例数"选入"频率变量"，点击"确定"，见图 3-3。

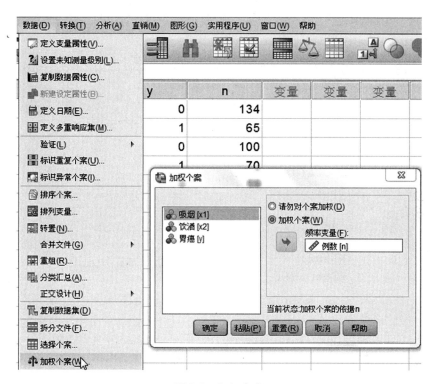

图 3-3　加权个案

（2）点击"分析"—"回归"—"二元 Logistic"，弹出"Logistic 回归"对话框，见图 3-4。

（3）点击"胃癌"，点击上部箭头，把"胃癌"选入"因变量"；分别点击"吸烟""饮酒"，并点击下部箭头，把它们选入"协变量"；"方法"框中选择"进入"（系统默认），见图 3-5；点击"选项"，勾选"Exp（B）的 $CI(X):95\%$"，其余默认，点击"继续"，见图 3-6；点击"确定"。

3. 结果解读见图 3-7、图 3-8。

（1）图 3-7 中，"案例处理汇总"表为观察案例的基本信息，显示未对数据加权时的案例数为 8 个，无缺失值，"数据视图"中正是输入了 8 行数据；该表下方的注释说明如果权重有效，请参见分类表以获得案例总数；此例因进行了"例数"加权，故需在分类表中观察案例总数。

（2）图 3-7 中，"因变量编码"表为因变量的重新编码情况，如果原来因变量赋值为 1 和 2，则重新编码为 0 和 1，由于此例原来因变量赋值是 0 和 1，所以重新编码仍为 0 和 1。

（3）图 3-8 中，"模型系数的综合检验"表中显示 $\chi^2 = 68.716$，$P < 0.05$，故 logistic 回归方程有统计学意义。

（4）图 3-8 中，"模型汇总"表给出了当前模型的负 2 倍对数似然值和 2 个伪决定系数。

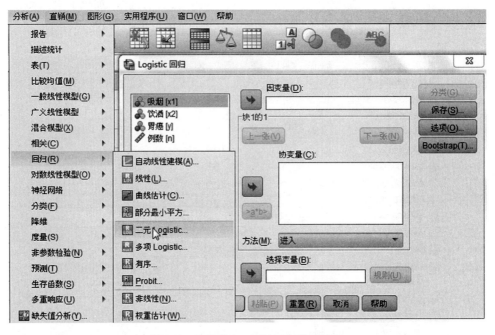

图 3-4 两分类 Logistic 回归菜单操作

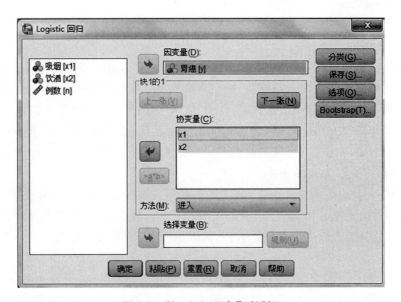

图 3-5 "Logistic 回归"对话框

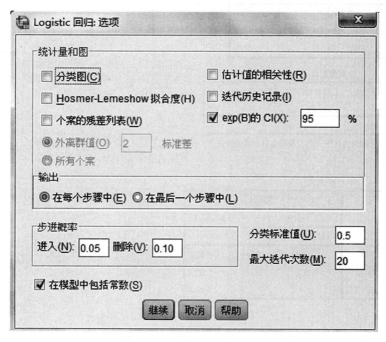

图 3-6　"Logistic 回归:选项"对话框

案例处理汇总

未加权的案例a		N	百分比
选定案例	包括在分析中	8	100.0
	缺失案例	0	.0
	总计	8	100.0
未选定的案例		0	.0
总计		8	100.0

a. 如果权重有效，请参见分类表以获得案例总数。

因变量编码

初始值	内部值
对照	0
病例	1

图 3-7　分析结果 1

块1：方法=输入

模型系数的综合检验

		卡方	df	Sig.
	步骤	68.716	2	.000
步骤 1	块	68.716	2	.000
	模型	68.716	2	.000

模型汇总

步骤	-2 对数似然值	Cox & Snell R 方	Nagelkerke R 方
1	1159.378ª	.075	.100

a. 因为参数估计的更改范围小于 .001，所以估计在迭代次数 3 处终止。

分类表ª

已观测			已预测		
			胃癌		百分比校正
			对照	病例	
步骤 1	胃癌	对照	293	144	67.0
		病例	177	272	60.6
	总计百分比				63.8

a. 切割值为 .500

方程中的变量

		B	S.E,	Wals	df	Sig.	Exp (B)	EXP(B) 的 95% C.I.	
								下限	上限
步骤 1ª	x1	.778	.149	27.201	1	.000	2.178	1.625	2.918
	x2	.662	.157	17.865	1	.000	1.938	1.426	2.633
	常量	-.869	.135	41.513	1	.000	.419		

a. 在步骤 1 中输入的变量：x1, x2.

图 3-8 分析结果 2

（5）图 3-8 的"分类表"中显示观测病例 449 例，对照 437 例。在 449 例胃癌患者中，用 logistic 回归方程预测有 272 例患胃癌，正确率为 60.6%；437 例对照中，用 logistic 回归方程预测有 293 例不患胃癌，正确率为 67.0%，总正确率为 63.8%。

（6）图 3-8 中，"方程中的变量"表给出了进入 logistic 回归方程的变量及回归系数估计值等结果，"B""$S.E.$""$Wals$""df""$Sig.$""$Exp(B)$""$Exp(B)$ 的 95% $C.I.$"，分别为"吸烟"、"饮酒"和常数项的回归系数的估计值及其标准误、$Wald\ \chi^2$ 值、自由度、P 值、OR 值及其 95% 置信区间；$b_1=0.778$，$b_2=0.662$，$b_0=-0.869$，$Wald\ \chi^2$ 检验的 P 值均 <0.05，$OR_1=2.178$，$OR_2=1.938$。

logistic 回归方程为：$logitP=-0.869+0.778x1+0.662x2$

结论：胃癌与吸烟、饮酒均有显著关系，吸烟对不吸烟的胃癌发病的 OR 值为 2.178，饮酒对不饮酒的胃癌发病的 OR 值为 1.938，OR 值均大于 1，从而吸烟和饮酒均为胃癌的危险因素。

练习题

1. 某研究人员为了探讨肾细胞癌转移与临床病理因素的关系（赋值情况见表3-3），收集了24例行根治性肾切除术患者的肾癌标本资料，见表3-4，试用 logistic 回归分析。

表3-3　临床病理因素和肾癌的赋值

变量	变量名	赋值说明
患者年龄	$x1$	无
肾细胞癌血管内皮生长因子	$x2$	1＝1级，2＝2级，3＝3级
肾细胞癌组织内微血管数	$x3$	无
肾癌细胞核组织学分级	$x4$	1＝1级，2＝2级，3＝3级，4＝4级
肾细胞癌分期	$x5$	1＝1期，2＝2期，3＝3期，4＝4期
肾癌转移	y	0＝无转移，1＝转移

表3-4　24例肾癌标本资料

No.	$x1$	$x2$	$x3$	$x4$	$x5$	y
1	55	3	80	3	4	1
2	61	1	94.4	2	1	0
3	36	1	57.2	1	1	0
4	61	2	190	2	1	0
5	50	1	74	1	1	0
6	58	3	68.6	2	2	0
7	42	1	240	3	2	0
8	52	1	56	1	1	0
9	31	1	47.8	2	1	0
10	36	3	31.6	3	1	1
11	42	1	66.2	2	1	0
12	70	3	177.2	4	3	1
13	65	2	51.6	4	4	1
14	45	2	124	2	4	0
15	68	3	127.2	3	3	1
16	31	2	124.8	2	3	0
17	58	1	128	4	3	0
18	60	3	149.8	4	3	1
19	38	1	76	1	1	0

续表

No.	x1	x2	x3	x4	x5	y
20	59	2	43.4	2	1	0
21	58	3	128	4	3	1
22	68	3	132.8	4	2	0
23	25	2	94.6	4	3	1
24	14	3	138.6	3	3	1

2. 为了探讨糖尿病发生的有关危险因素,对 26 例糖尿病患者和 26 例对照者进行病例-对照研究,各变量赋值见表 3-5,病例对照资料详情见表 3-6,试用 logistic 回归分析。

表 3-5　糖尿病和危险因素的赋值

变量	变量名	赋值说明
年龄(岁)	x1	$<45=1,45–54=2,55–65=3,>65=4$
高血压史	x2	0=无,1=有
饮酒	x3	0=不饮酒,1=饮酒
高血脂史	x4	0=无,1=有
动物脂肪摄入	x5	0=低,1=高
糖尿病	y	0=对照,1=病例

表 3-6　糖尿病危险因素的病例-对照调查资料

No.	x1	x2	x3	x4	x5	y
1	3	1	1	0	0	0
2	2	0	1	0	0	0
3	2	1	1	0	0	0
4	2	0	1	0	0	0
5	3	0	1	0	1	0
6	3	0	1	0	0	0
7	2	0	0	0	0	0

续表

No.	x1	x2	x3	x4	x5	y
8	3	0	1	1	0	0
9	2	0	0	0	0	0
10	1	0	1	0	0	0
11	1	0	0	0	0	0
12	1	0	0	0	0	0
13	2	0	0	0	0	0
14	4	1	1	0	0	0
15	3	0	1	0	0	0
16	1	0	1	0	0	0
17	2	0	1	0	0	0
18	1	0	1	0	0	0
19	3	1	1	1	0	0
20	2	1	1	1	0	0
21	3	1	1	0	0	0
22	2	1	0	1	0	0
23	2	0	1	1	0	0
24	2	0	0	0	0	0
25	2	0	0	0	0	0
26	2	0	0	0	0	0
27	2	1	1	0	1	1
28	3	0	0	1	1	1
29	2	0	0	1	1	1
30	3	1	1	1	1	1
31	2	0	0	0	0	1
32	2	0	1	1	1	1
33	2	0	0	0	1	1
34	2	1	1	1	0	1
35	3	1	1	1	0	1
36	3	1	1	0	1	1
37	3	1	1	1	0	1
38	3	0	1	0	0	1
39	2	1	1	1	0	1
40	3	1	0	0	1	1
41	3	1	0	0	0	1

续表

No.	x1	x2	x3	x4	x5	y
42	3	1	1	1	1	1
43	4	0	0	1	0	1
44	3	1	1	1	0	1
45	4	1	1	1	0	1
46	3	0	1	1	0	1
47	4	0	0	0	0	1
48	1	0	1	1	0	1
49	2	0	1	0	1	1
50	2	1	1	0	0	1
51	2	1	0	0	0	1
52	3	1	0	1	0	1

第二节　多分类 Logistic 回归

例3-2　某健康教育机构欲了解不同社区和性别之间居民获取健康知识途径是否不同,对 2 个社区的 347 名居民进行了调查,详细资料见表 3-7,试作 logistic 回归分析,变量赋值见表 3-8。

表3-7　不同社区和性别的居民获取健康知识途径的调查资料

社区(x1)	性别(x2)	获取健康知识途径(y)		
		大众媒介	网络	社区宣传
社区 1	男	22	40	34
	女	13	30	60
社区 2	男	41	16	28
	女	18	15	30

表3-8　各变量赋值情况

变量	变量名	赋值说明
社区	x1	1 = 社区 1,2 = 社区 2
性别	x2	1 = 男,2 = 女
获取健康知识途径	y	1 = 大众媒介,2 = 网络,3 = 社区宣传

SPSS 操作步骤:

1. 数据录入

(1) 点击"变量视图",在"名称"列下输入"*x1*""*x2*""*y*"和"*n*"4 个变量,在"标签"列下依次输入"社区""性别""获取途径"和"例数"。

(2) 在"值"列下分别对"社区""性别"和"获取途径"3 个变量进行赋值,赋值情况见表 3-8,点击按钮弹出"值标签"对话框;以社区为例,在"值"输入"1","标签"输入"社区 1",点击"添加";继续在"值"输入"2","标签"输入"社区 2",点击"添加";点击"确定",见图 3-9。其他变量赋值类似。

(3) 点击"数据视图",按表 3-7 录入全部数据,见图 3-10。

(4) 点击"另存为",选择合适的保存路径。

2. logistic 回归分析

(1) 点击"数据"—"加权个案",弹出"加权个案"对话框,选中"加权个案",点击"例数",点击右侧箭头,把"例数"选入"频率变量",点击"确定",见图 3-11。

(2) 点击"分析"—"回归"—"多项 Logistic",弹出"多项 Logistic 回归"对话框,见图 3-12。

(3) 点击"获取途径",点击上部箭头,把"获取途径"选入"因变量";分别点击"社区"、"性别",并点击下部箭头,把它们选入"协变量",其余默认,见图 3-13,点击"确定"。

3. 结果解读见图 3-14、图 3-15。

(1) 图 3-14 中的"案例处理摘要"表为观察案例的基本信息,显示样本总数为 347人,其中 94 人通过大众媒介获取健康知识,101 人通过网络获取健康知识,152 人通过社

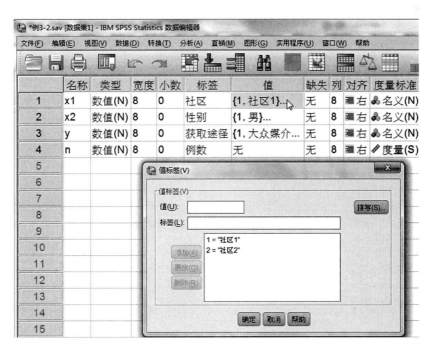

图 3-9　定义变量

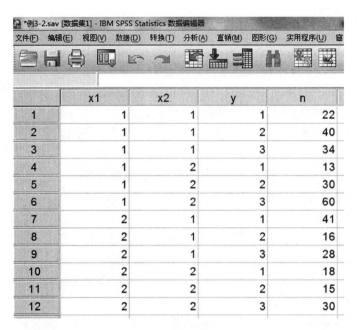

图 3-10　数据录入

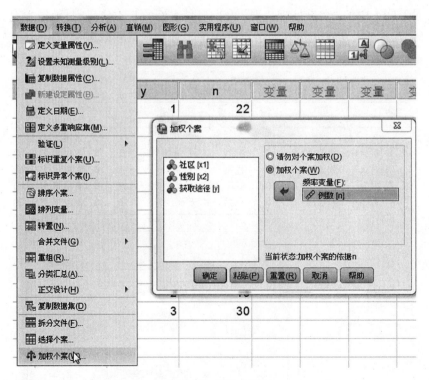

图 3-11　加权个案

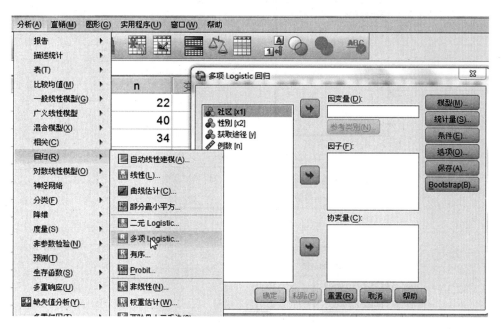

图 3-12 多分类 Logistic 回归菜单操作

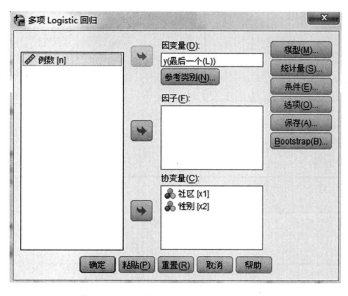

图 3-13 "多分类 Logistic 回归"对话框

案例处理摘要

		N	边际百分比
获取途径	大众媒介	94	27.1%
	网络	101	29.1%
	社区宣传	152	43.8%
有效		347	100.0%
缺失		0	
总计		347	
子总体		4	

模型拟合信息

模型	模型拟合标准	似然比检验		
	-2 倍对数似然值	卡方	df	显著水平
仅截距	75.759			
最终	37.919	37.840	4	.000

伪 R 方

Cox 和 Snell	.103
Nagelkerke	.117
McFadden	.051

图 3-14　分析结果 1

似然比检验

效应	模型拟合标准	似然比检验		
	简化后的模型的 -2 倍对数似然值	卡方	df	显著水平
截距	43.386	5.467	2	.065
x1	58.905	20.987	2	.000
x2	53.020	15.101	2	.001

卡方统计量是最终模型与简化后模型之间在 -2 倍对数似然值中的差值。通过从最终模型中省略效应而形成简化后的模型。零假设就是该效应的所有参数均为 0。

参数估计

获取途径[a]		B	标准误	Wald	df	显著水平	Exp(B)	Exp(B) 的置信区间 95%	
								下限	上限
大众媒介	截距	-.406	.604	.451	1	.502			
	x1	.944	.277	11.640	1	.001	2.571	1.494	4.422
	x2	-1.025	.279	13.455	1	.000	.359	.207	.620
网络	截距	1.016	.571	3.169	1	.075			
	x1	-.369	.276	1.789	1	.181	.692	.403	1.187
	x2	-.612	.261	5.503	1	.019	.542	.325	.904

a. 参考类别是: 社区宣传。

图 3-15　分析结果 2

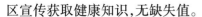

区宣传获取健康知识,无缺失值。

（2）图 3-14 中,"模型拟合信息"表显示似然比检验 $\chi^2 = 37.840$, $P < 0.05$,故模型拟合有统计学意义。

（3）图 3-15 中,"似然比检验"表显示社区 $\chi^2 = 20.987$, $P < 0.05$,性别 $\chi^2 = 15.101$, $P < 0.05$,表示不同社区和性别获取健康知识途径有差别。

（4）图 3-15 的"参数估计"表给出了进入 logistic 回归方程的变量以及回归系数估计值等结果,"B"、"标准误"、"$Wald$"、"df"、"显著水平"、"$Exp(B)$"、"$Exp(B)$ 的置信区间95%",分别为回归系数估计值及其标准误、$Wald\ \chi^2$ 值、自由度、P 值、OR 值及其 95% 置信区间;大众媒介途径相对于社区宣传途径而言,$OR_{社区} = 2.571$, $OR_{性别} = 0.359$;网络途径相对于社区宣传途径而言,$OR_{社区} = 0.692$, $OR_{性别} = 0.542$

结论: 以社区宣传为参照组时,社区 2 相对社区 1 更多采取大众媒介途径获取健康知识,女性相比男性更少采取大众媒介途径获取健康知识。以社区宣传为参照组时,社区 2 相对社区 1 更少采取网络途径获取健康知识,女性相比男性更少采取网络途径获取健康知识。

练习题

1. 某研究人员为了探讨中学生学习途径与年龄、性别的关系,收集了 20 例监测资料,见表 3-9,各变量赋值情况见表 3-10,试用 logistic 回归分析。

表 3-9　20 例中学生学习途径监测资料

No.	x1	x2	y
1	15	1	1
2	14	1	1
3	16	1	2
4	15	2	2
5	16	2	3
6	17	2	3
7	17	2	2
8	18	1	2
9	14	1	1
10	18	2	3
11	17	1	1
12	17	2	1
13	15	1	1

续表

No.	x1	x2	y
14	18	1	2
15	15	2	1
16	15	2	1
17	17	2	3
18	15	1	1
19	15	1	1
20	16	2	2

表 3-10　各变量赋值情况

变量	变量名	赋值说明
年龄	x1	无
性别	x2	1 = 男,2 = 女
学习途径	y	1 = 听讲,2 = 自学,3 = 实践

2. 为了探讨 20~35 岁之间不同年龄段、性别的成年人恋爱方式是否不同,对 450 名成年人进行了调查,详细资料见表 3-11,变量赋值见表 3-12,试作 logistic 回归分析。

表 3-11　不同年龄和性别之间成年人恋爱方式的调查资料

性别(x1)	年龄(x2)	恋爱方式		
		相亲	网恋	自由恋爱
男	20~25	22	30	40
	26~30	34	25	36
	31~35	32	15	20
女	20~25	28	27	20
	26~30	12	30	25
	31~35	23	13	18

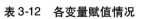

表 3-12　各变量赋值情况

变量	变量名	赋值说明
年龄(岁)	$x1$	$1=20\sim25,2=26\sim30,3=31\sim35$
性别	$x2$	$1=$男,$2=$女
恋爱方式	y	$1=$相亲,$2=$网恋,$3=$自由恋爱

第四章 聚类分析和判别分析

聚类分析和判别分析都是研究事物分类的统计分析方法。其本质区别在于:聚类分析是不知分类如何的情况下,研究如何"聚";判别分析是已知分类的情况下,研究如何"判"。本章将讲述如何在 SPSS 软件下进行聚类分析和判别分析。

第一节 聚 类 分 析

对研究对象进行分类,称为 Q 型聚类(或样品聚类);对研究对象的指标进行分类,称为 R 型聚类(或变量聚类)。聚类的基本思想就是要寻找"相似"或"相近"的样品或变量把它们归为一类,两个类如果"相似"则可并为新的一类。在 SPSS 中提供 3 种不同聚类过程:①两步聚类;②K-均值聚类;③系统聚类。

一、两 步 聚 类

特点:Q 型聚类;自动聚类(可指定聚类的最大值);分类变量、连续变量均可适用。

例 4-1 研究人员收集 18 名肾切除的肾癌患者数据,$x1$ 表示癌细胞转移(1 表示未转移,2 表示转移)、$x2$ 表示年龄、$x3$ 表示肾癌细胞血管内皮生长因子等级、$x4$ 表示肾癌细胞组织内微血管数,见表 4-1,试对患者进行两步聚类。

表 4-1 肾癌患者数据

$x1$	$x2$	$x3$	$x4$
1	59	2	43.4
1	36	1	57.2
1	61	2	190.0
2	58	3	128.0
2	55	3	80.0
1	61	1	94.4
1	38	1	76.0
1	42	1	240.0
1	50	1	74.0
1	58	3	68.6
1	68	3	132.8
2	25	2	94.6
1	52	1	56.0
1	31	1	47.8

续表

x1	x2	x3	x4
2	36	3	31.6
1	42	1	66.2
2	14	3	138.6
1	32	1	114.0

SPSS 操作步骤：

1. 数据录入

（1）点击"变量视图"，在"名称"列下输入"x1""x2""x3"和"x4"4 个变量，在"标签"列下依次输入"癌细胞转移""年龄""肾癌细胞血管内皮生长因子等级""肾癌细胞组织内微血管数"，见图 4-1。

（2）在"值"列下对 x1 进行赋值，点击按钮弹出"值标签"对话框，在"值"输入"1"，"标签"输入"未转移"，点击"添加"；继续在"值"输入"2"，"标签"输入"转移"，点击"添加"；点击"确定"，见图 4-1。

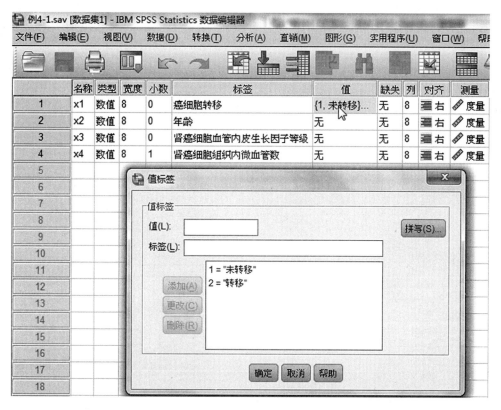

图 4-1　定义变量

（3）点击"数据视图"，按表 4-1 录入全部数据，见图 4-2。

	x1	x2	x3	x4
1	1	59	2	43.4
2	1	36	1	57.2
3	1	61	2	190.0
4	2	58	3	128.0
5	2	55	3	80.0
6	1	61	1	94.4
7	1	38	1	76.0
8	1	42	1	240.0
9	1	50	1	74.0
10	1	58	3	68.6
11	1	68	3	132.8
12	2	25	2	94.6
13	1	52	1	56.0
14	1	31	1	47.8
15	2	36	3	31.6
16	1	42	1	66.2
17	2	14	3	138.6
18	1	32	1	114.0
19				
20				

数据视图(D)　变量视图(V)

图 4-2　数据录入

聚类的结果,见图 4-9。

（4）点击"另存为",选择合适的保存路径。

2. 两步聚类

（1）点击"分析"—"分类"—"两步聚类",弹出"二阶聚类分析"对话框,见图 4-3。

（2）依次点击"x1""x3",点击向右箭头,将它们选入"分类变量";依次点击"x2""x4",点击向右箭头,将它们选入"连续变量",见图 4-4。点击"选项",弹出"二阶聚类:选项"对话框,见图 4-5,可以发现系统默认对所有连续变量做标准化处理。

（3）点击"继续"回到"二阶聚类分析"对话框,然后点击"输出",弹出"二阶聚类:输出"对话框,选中"透视表"及"创建聚类成员变量",见图 4-6。

（4）点击"继续"回到"二阶聚类分析"对话框,点击"确定"。

3. 主要结果解读

（1）由图 4-7、图 4-8 可知,根据 BIC 越小越好的原则,本例聚为两类,各类例数均为 9 例。打开数据视图,可以发现新增了一列数据,表示

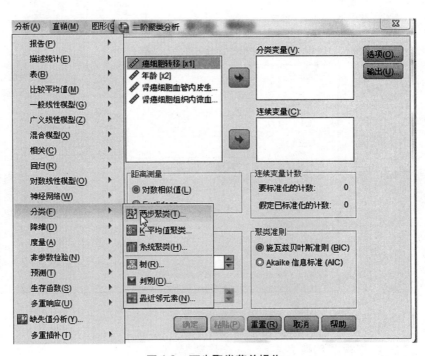

图 4-3　两步聚类菜单操作

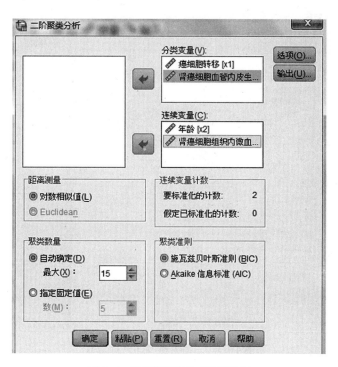

图 4-4　"二阶聚类分析"对话框

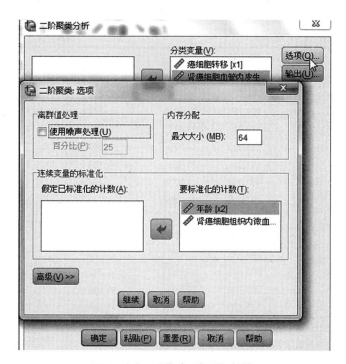

图 4-5　"二阶聚类：选项"对话框

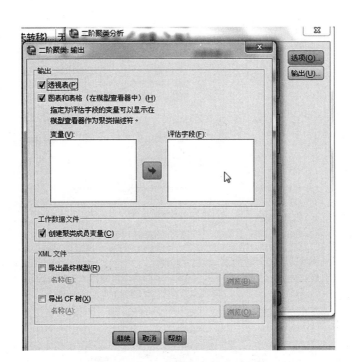

图 4-6 "二阶聚类:输出"对话框

自动聚类

聚类数	施瓦兹贝叶斯准则 (BIC)	BIC 更改a	BIC 更改比率b	距离度量比率c
1	101.853			
2	87.132	-14.721	1.000	2.063
3	90.421	3.289	-.223	2.871
4	104.751	14.330	-.973	1.025
5	119.225	14.474	-.983	1.036
6	133.901	14.676	-.997	1.787
7	151.024	17.123	-1.163	1.320
8	168.900	17.877	-1.214	1.118
9	187.025	18.125	-1.231	1.061
10	205.270	18.245	-1.239	2.405
11	224.676	19.406	-1.318	1.084
12	244.146	19.470	-1.323	1.587
13	263.899	19.752	-1.342	1.253
14	283.748	19.849	-1.348	1.269
15	303.678	19.930	-1.354	4.207

a. 更改来源于表中先前的聚类数。

b. 更改比率与两个聚类解决方案的更改相关。

c. 距离度量的比率基于当前聚类数与先前聚类数。

图 4-7 聚类的 BIC 值

聚类分布

		数字	占组合的百分比	占总数的百分比
聚类	1	9	50.0%	50.0%
	2	9	50.0%	50.0%
	混合	18	100.0%	100.0%
总计		18		100.0%

图 4-8 聚类分布表

x1	x2	x3	x4	TSC_6687
1	59	2	43.4	1
1	36	1	57.2	2
1	61	2	190.0	1
2	58	3	128.0	1
2	55	3	80.0	1
1	61	1	94.4	2
1	38	1	76.0	2
1	42	1	240.0	2
1	50	1	74.0	2
1	58	3	68.6	1
1	68	3	132.8	1
2	25	2	94.6	1
1	52	1	56.0	2
1	31	1	47.8	2
2	36	3	31.6	1
1	42	1	66.2	2
2	14	3	138.6	1
1	32	1	114.0	2

图 4-9 聚类结果

（2）由图 4-10 可知,两个连续变量在两类中的均值、标准差。可以看到,不管是年龄还是肾癌细胞组织内微血管数,第一类的平均值都明显高于第二类。

质心

		年龄		肾癌细胞组织内微血管数	
		平均值(E)	标准偏差	平均值(E)	标准偏差
聚类	1	48.22	18.600	100.844	50.9174
	2	42.67	9.962	91.733	59.2658
	混合	45.44	14.754	96.289	53.8044

图 4-10 连续变量的平均值、标准差

（3）从图 4-11 可以看到,第二类中都未发现癌细胞转移;第二类的肾癌细胞血管内皮生长因子等级皆为 1,第一类该指标皆不为 1。

综上,可以认为:第一类肾癌患者相对于第二类来说,年龄较大,肾癌细胞组织内微血管数较多,肾癌细胞血管内皮生长因子较高,癌细胞转移概率偏大。

45

癌细胞转移

		未转移		转移	
		频率	百分比	频率	百分比
聚类	1	4	30.8%	5	100.0%
	2	9	69.2%	0	0.0%
	混合	13	100.0%	5	100.0%

肾癌细胞血管内皮生长因子等级

		1		2		3	
		频率	百分比	频率	百分比	频率	百分比
聚类	1	0	0.0%	3	100.0%	6	100.0%
	2	9	100.0%	0	0.0%	0	0.0%
	混合	9	100.0%	3	100.0%	6	100.0%

图 4-11　分类变量的频数分布

　　如果要看到更进一步的信息,需要双击输出窗口最下方的"模型概要"图,见图 4-12,可以打开"模型查看器"窗口,进一步查看两步聚类的详细结果,见图 4-13。

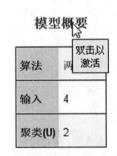

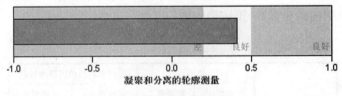

图 4-12　"模型概要"图

　　"模型查看器"窗口分为左右两个部分,各自下方有一个选项卡,控制当前显示的内容,默认显示的分别为"模型概要"以及"聚类大小"。

　　为了进一步考察聚类结果的详细内容,需要更改查看的选项以显示更多信息。将左边的选项卡的"模型概要"改为"聚类",结果见图 4-14。图 4-14 中给出了各类别中各变量的主要分布特征,同时显示了各变量在聚类分析中的重要性。如果有些变量的重要性比较低,可以考虑剔除这些变量,再重新进行聚类分析。图中用颜色的深浅表示各个变量在聚类分析中的重要程度,可见对于本例来说,肾癌细胞血管内皮生长因子等级的重要性最高,肾癌细胞组织内微血管数的重要性最低;把鼠标移到图中每一个变量上时,还会进一

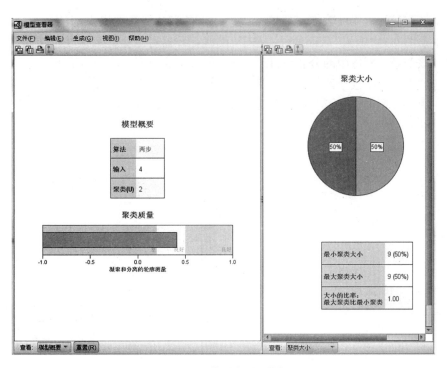

图 4-13 "模型查看器"窗口

聚类(U)

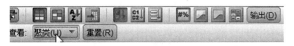

图 4-14 变量重要性

步显示出各变量的重要性数值。如果希望进一步考察各变量在类别间的分布特征,可以用鼠标单击图 4-14"输入"后面的任一格子,模型查看器右侧会显示该变量在当前类别的分布以及该变量在总体中的分布,见图 4-15。感兴趣的读者还可以通过更改模型查看器右边的选项卡自行阅读全部的模型结果,比如在模型查看器左侧同时选中了两个类别列,然后在右边的选项卡选择了"聚类比较",则会形象化地显示两个类别比较的图形结果,很直观,见图 4-16。

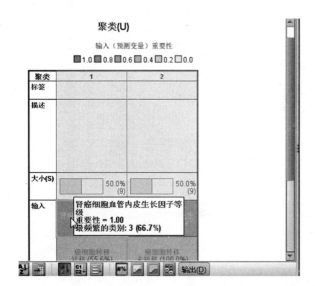

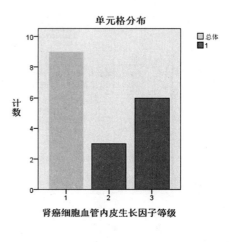

图 4-15　变量分布图

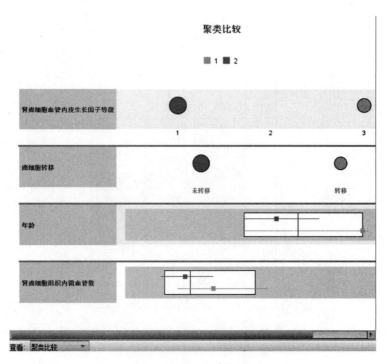

图 4-16　聚类比较图

二、K-均值聚类

特点:Q型聚类;又称快速聚类;必须是连续变量(如果变量度量衡单位不同需标准化);一般要指定聚类数;可指定初始聚类中心;一般应给每个样品一个编号作为个案标记依据;大样本效果好。

例4-2　对某小学10名9岁男生的6个项目($x1$表示常识、$x2$表示算术、$x3$表示理解、$x4$表示填图、$x5$表示积木、$x6$表示译码)的智力测验得分进行分类。

表4-2　10名男生的智力测验得分

No.	x1	x2	x3	x4	x5	x6
1	14	13	28	14	22	39
2	10	14	15	14	34	35
3	11	12	19	13	24	39
4	7	7	7	9	20	23
5	13	12	24	12	26	38
6	19	14	22	16	23	37
7	20	16	26	21	38	69
8	9	10	14	9	31	46
9	9	8	15	13	14	46
10	9	9	12	10	23	46

SPSS 操作步骤:

1. 数据录入

(1)点击"变量视图",在"名称"列下输入"no""x1~x6"共7个变量,在"标签"列下依次输入"编号""常识""算术""理解""填图""积木"和"译码",见图4-17。

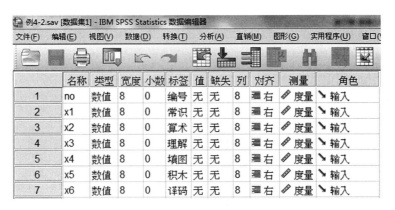

图4-17　定义变量

(2)点击"数据视图",按表4-2录入全部数据,见图4-18。

(3)点击"另存为",选择合适的保存路径。

2. K-均值聚类

(1)点击"分析"—"分类"—"K-均值聚类",弹出"K-均值聚类分析"对话框,见

	no	x1	x2	x3	x4	x5	x6
1	1	14	13	28	14	22	39
2	2	10	14	15	14	34	35
3	3	11	12	19	13	24	39
4	4	7	7	7	9	20	23
5	5	13	12	24	12	26	38
6	6	19	14	22	16	23	37
7	7	20	16	26	21	38	69
8	8	9	10	14	9	31	46
9	9	9	8	15	13	14	46
10	10	9	9	12	10	23	46
11							
12							
13							
14							
15							
16							
17							
18							
19							
20							

数据视图(D)　变量视图(V)

图 4-18　数据录入

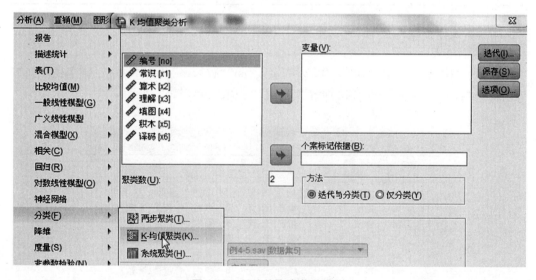

图 4-19　K-均值聚类菜单操作

图 4-19。

（2）依次点击"x1"~"x6"，点击向右箭头，将它们选入"变量"；点击"no"，点击向右箭头，将它选入"个案标记依据"；然后在"聚类数"后面方框中填入"3"（一般需根据专业知识和经验给定分类数）。见图 4-20。

（3）点击"保存"，勾选"聚类成员"，点击"继续"，见图 4-21。

（4）点击"选项"，勾选"ANOVA 表"，见图 4-22，点击"继续"回到"K-均值聚类分析"

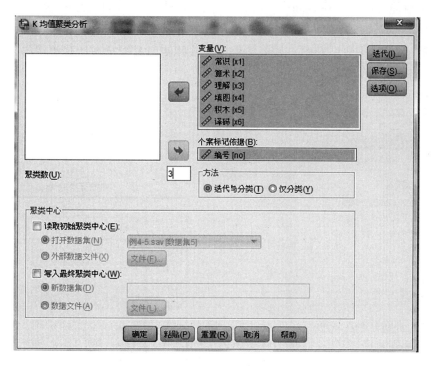

图 4-20　"K-均值聚类分析"对话框

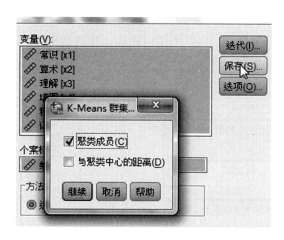

图 4-21　"保存"对话框

对话框,点击"确定"。系统默认是如果所有类别中心的移动距离都小于初始类别中心最小距离的 2%,或者迭代次数达到指定的最大迭代次数时,迭代终止。由于本例仅有 10 名学生,所以可以保持默认的最大迭代次数 10 次,如果样本量很大,则需要在"迭代"里增加最大迭代次数。

3. 主要结果解读

(1) 图 4-23 显示初始聚类中心,它列出每一类别初始定义的中心点。在本例中,这些中心点都是由软件自动生成的,其选择的原则是使得各初始聚类中心的点离得尽可能远,而且尽可能广地分布在空间中。需要注意的是,若由软件自动生成聚类的初始中心点,这些中心点会与个案的排列顺序有关,因此要尽量避免出现有规律的排列,必要时可以先用随机数排序来打乱顺序。如果是由本次软件使用者指定初始聚类中心,则显示本次软件使用者指定的初始聚类中心。

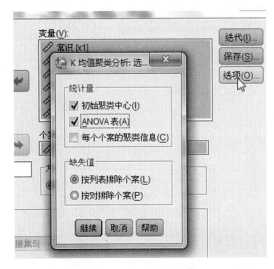

图 4-22　"选项"对话框

初始聚类中心

	聚类		
	1	2	3
常识	20	9	7
算术	16	10	7
理解	26	14	7
填图	21	9	9
积木	38	31	20
译码	69	46	23

图 4-23　初始聚类中心

(2) 图 4-24 显示迭代历史记录,从中可以看到每一次迭代中类别中心点的变化,直到最终趋近于 0。由于本例样本量较小,所以两次迭代后各类别中心点就收敛了。

(3) 图 4-25 显示最终聚类中心,实际上就是各个类别在每个变量上的平均值。

迭代历史记录ᵃ

	聚类中心的更改		
迭代	1	2	3
1	.000	10.609	.000
2	.000	.000	.000

a. 由于聚类中心无更改或只有小的更改,因此达到了汇合。 任何中心的最大绝对坐标更改为 .000。 当前迭代为 2。初始中心之间的最小距离是 26.683。

图 4-24　迭代历史记录

最终聚类中心

	聚类		
	1	2	3
常识	20	12	7
算术	16	12	7
理解	26	19	7
填图	21	13	9
积木	38	25	20
译码	69	41	23

图 4-25　最终聚类中心

(4) 图 4-26 给出方差分析结果,就是按照三个类别分组后对所有变量依次进行的单因素方差分析,然后将结果汇总到一张表格中。从中可以看出哪些变量在各类别间的差异具有统计学意义,并根据 F 值的大小近似得到哪个变量在聚类分析中作用更大的结论。在本例中可以得出结论:可以认为在聚类分析中,各变量对聚类结果的重要程度排序为:译码>填图>算术>常识>理解>积木。

ANOVA

	聚类		错误			
	均方	df	均方	df	F	显著性
常识	44.700	2	12.214	7	3.660	.082
算术	20.250	2	5.143	7	3.937	.071
理解	93.862	2	31.411	7	2.988	.115
填图	40.513	2	5.125	7	7.905	.016
积木	96.313	2	36.554	7	2.635	.140
译码	551.050	2	20.500	7	26.880	.001

仅当出于描述目的时才应该使用 F 检验，因为已选择聚类用于将不同聚类中的个案的差异最大化。受观察的显著性级别并未因此得到更正，所以无法将这些级别解释为"聚类方法是等同的"假设的检验。

图 4-26　方差分析表

（5）图 4-27 显示最终聚类中每类中的个案数，可以看到第一类有 1 名学生，第二类有 8 名学生，第三类有 1 名学生。打开数据视图，可以发现新增了一列数据，表示聚类的结果，见图 4-28。对比每位学生的实际成绩发现：编号为"4"的学生成绩要差一些，编号为"7"的学生成绩最好，其余的学生可归为中等。

每个聚类中的个案数量

聚类	1	1.000
	2	8.000
	3	1.000
有效		10.000
缺失		.000

图 4-27　每类中的个案数量

no	x1	x2	x3	x4	x5	x6	QCL_1
1	14	13	28	14	22	39	2
2	10	14	15	14	34	35	2
3	11	12	19	13	24	39	2
4	7	7	7	9	20	23	3
5	13	12	24	12	26	38	2
6	19	14	22	16	23	37	2
7	20	16	26	21	38	69	1
8	9	10	14	9	31	46	2
9	9	8	15	13	14	46	2
10	9	9	12	10	23	46	2

图 4-28　聚类结果

最后，需要注意的是，如果不同变量的数据的取值存在很大差异，需要对各变量的数据先手工进行标准化处理，可以参考例 5-1 中的原始变量标准化的相关步骤，然后再对标准化后的数据进行聚类分析。

三、系 统 聚 类

系统聚类也称层次聚类。特点：Q 型聚类或 R 型聚类皆可；最终的分类由使用者根据专业知识及研究目的自己确定；变量为连续、计数、二分类均可。

例 4-3　对例 4-2 的数据采用系统聚类进行分类（Q 型聚类）。

SPSS 操作步骤：

1. 数据录入　将例 4-2 中"*no*"变量的类型改为"字符串"，见图 4-29，数据不变。

2. 系统聚类

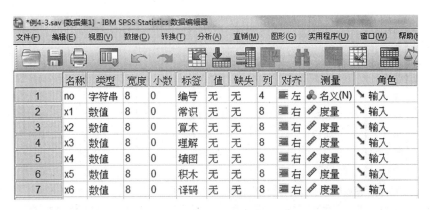

图 4-29　定义变量

（1）点击"分析"—"分类"—"系统聚类"，弹出"系统聚类分析"对话框，见图 4-30。

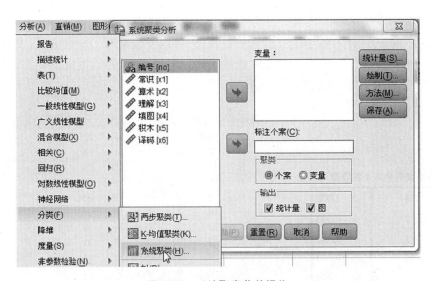

图 4-30　系统聚类菜单操作

（2）依次点击"x1"~"x6"，点击向右箭头，将它们选入"变量"；点击"no"，点击向右箭头，将它选入"标注个案"（只接受字符串类型），见图 4-31。

（3）点击"统计量"，弹出"系统聚类分析:统计量"对话框，选中"相似性矩阵"，在"聚类成员"下选中"单一方案"，"聚类数"框中填入"3"，见图 4-32，点击"继续"，回到"系统聚类分析"对话框。

（4）点击"绘制"弹出"系统聚类分析:图"对话框，选中"树状图"，见图 4-33，点击"继续"，回到"系统聚类分析"对话框。

（5）点击"方法"弹出"系统聚类分析:方法"对话框，"聚类方法"保持默认的"组间联接"，"度量标准"保持默认的"区间"中的"平方 Euclidean 距离"，见图 4-34。需要注意的是，聚类方法有 7 种可以选择，不同方法的聚类结果可能不同；"度量标准"要根据数据类型来选择；"转换值"下的"标准化"的选择也有 7 种。本例中由于度量衡单位选择默认"无"，如数据度量衡单位不同需根据实际状况选择，比如数据是正态分布选择"Z 得

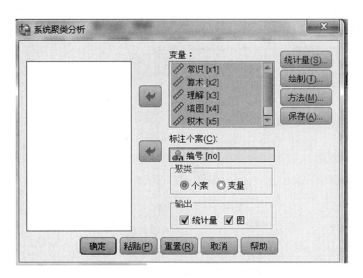

图 4-31 "系统聚类分析"对话框

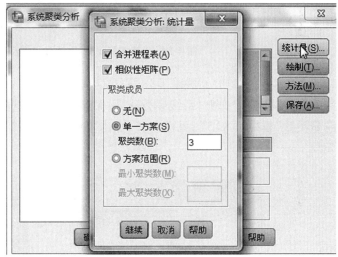

图 4-32 "系统聚类分析：统计量"对话框

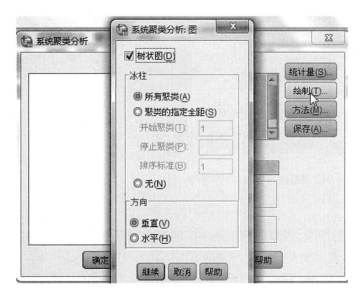

图 4-33 "系统聚类分析：图"对话框

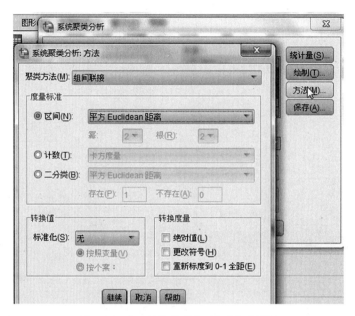

图 4-34 "系统聚类分析:方法"对话框

分"。点击"继续",回到"系统聚类分析"对话框。

（6）点击"保存"弹出"系统聚类分析:保存"对话框,选择"聚类成员"下"单一方案"并在"聚类数"框中填入"3",见图 4-35,点击"继续",回到"系统聚类分析"对话框,点击"确定"。

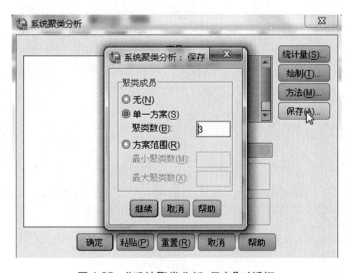

图 4-35 "系统聚类分析:保存"对话框

3. 主要结果解读

（1）图 4-36 显示最终聚类结果,可以发现和例 4-2 的聚类结果相同。打开数据视图,可以发现新增了一列数据,表示聚类的结果,见图 4-37。

（2）图 4-38 显示聚类的冰柱图。第一个白色"矩形"表示将所有样品分为两类,即样

群集成员

案例		3 群集
1:	1	1
2:	2	1
3:	3	1
4:	4	2
5:	5	1
6:	6	1
7:	7	3
8:	8	1
9:	9	1
10:	10	1

图 4-36　最终聚类结果

no	x1	x2	x3	x4	x5	x6	CLU3_1
1	14	13	28	14	22	39	1
2	10	14	15	14	34	35	1
3	11	12	19	13	24	39	1
4	7	7	7	9	20	23	2
5	13	12	24	12	26	38	1
6	19	14	22	16	23	37	1
7	20	16	26	21	38	69	3
8	9	10	14	9	31	46	1
9	9	8	15	13	14	46	1
10	9	9	12	10	23	46	1

图 4-37　数据视图中的聚类结果

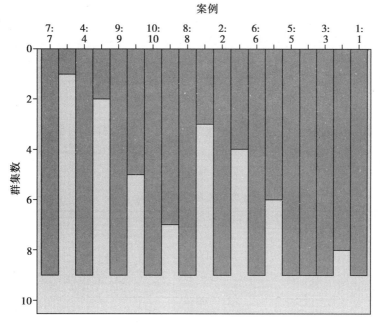

图 4-38　聚类的冰柱图

品编号"7"为第一类,其余为第二类;第二个白色"矩形"表示将所有样品分为三类,即编号"7"为第一类,编号"4"为第二类,其余为第三类。以此类推。

（3）图 4-39 显示聚类的树状图。用一把尺子平行于图左边框向右移动,与尺子相交的每一根横线就是一类,而左端与该横线相连的样品编号就是该类成员。当尺子移动到右边有两条横线与之相交时,此时聚为两类,一条横线连接编号"7"为第一类,另一条连接其余编号为第二类;当尺子移动到与三条横线相交时,聚为三类,图中容易看出:编号"7"为第一类,编号"4"为第二类,其余为第三类。以此类推。

系统聚类法可根据冰柱图或树状图,结合专业知识来确定最终的分类数,在实际中更常用。

下面来看一个系统聚类中变量聚类的例子。

57

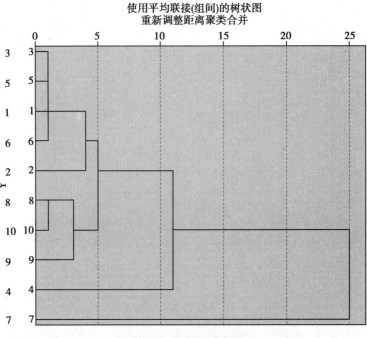

图 4-39　聚类的树状图

例 4-4　某研究者对采集到的 26 株草果进行了 5 个指标的测量(结果均为平均值),$x1$ 表示果实长(cm),$x2$ 表示果实宽(cm),$x3$ 表示果实重量(g),$x4$ 表示种子团重量(g),$x5$ 表示种子数量(个)。试进行系统聚类(R 型聚类)。

表 4-3　26 株草果测量结果

$x1$	$x2$	$x3$	$x4$	$x5$
3.16	1.43	2.44	1.72	25.92 *
2.89	1.62	2.48	1.79	26.92
3.09	1.50	2.76	1.79	26.97
2.49	1.58	2.31	1.44	17.15
2.48	1.66	2.30	1.65	22.49
2.76	1.90	3.37	2.42	36.44
2.81	1.72	3.04	2.19	32.39
2.85	1.53	2.42	1.70	26.94
2.41	1.56	2.18	1.39	22.36
2.99	1.64	2.88	2.03	25.27
2.75	1.81	2.93	2.12	30.55
2.67	1.61	2.58	1.89	28.85
3.04	1.61	2.70	1.84	24.44
3.16	1.65	2.86	2.03	30.37

x1	x2	x3	x4	x5
2.89	1.75	3.39	2.52	32.18
2.64	1.78	2.96	2.19	25.48
3.51	1.69	3.54	2.53	36.00
2.91	1.79	3.07	2.19	26.53
2.84	1.63	2.55	1.85	25.83
3.04	1.66	3.87	2.78	38.06
2.90	1.78	3.00	2.02	27.71
2.34	1.79	2.57	1.90	30.02
3.07	1.83	3.85	2.82	37.45
3.17	1.81	3.35	2.59	38.43
3.27	1.74	3.49	2.57	32.72
3.23	1.64	3.55	2.72	41.44

*:每株草果的种子以种子团的形式存在,计算的是每个种子团重量以及其中种子数量的平均数。每株草果所结果实很多,本题的目的是对每株草果进行分类,不是对单个草果分类。所以在进行聚类前对数据进行过处理,$x1 \sim x5$ 均表示的是每株草果上该指标的平均值。

SPSS 操作步骤:

1. 数据录入

(1)点击"变量视图",在"名称"列下输入"$x1$"~"$x5$"共 5 个变量,在"标签"列下依次输入"果实长""果实宽""果实重量""种子团重量"和"种子数量",见图 4-40。

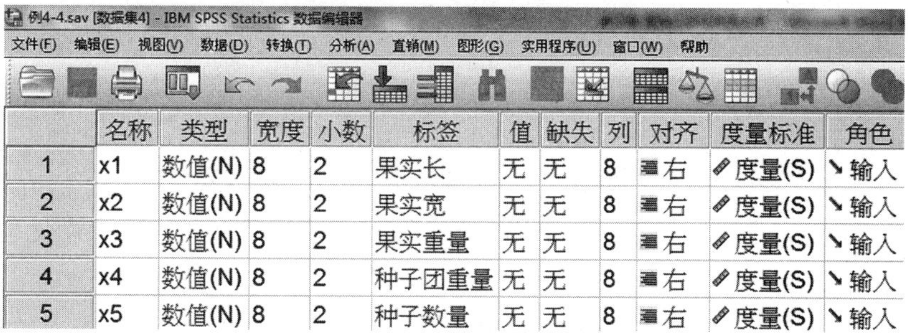

图 4-40 定义变量

(2)点击"数据视图",按表 4-3 录入全部数据,见图 4-41。

(3)点击"另存为",选择合适的保存路径。

2. 系统聚类

(1)与例 4-3 的(1)相同。

(2)依次点击"$x1$"~"$x5$",点击向右箭头,将它们选入"变量",然后在"聚类"下方点选"变量",见图 4-42。

(3)与例 4-3 的(3)相同。

(4)点击"绘制"弹出"系统聚类分析:图"对话框,选中"树状图",在"冰柱"下选择

	x1	x2	x3	x4	x5
1	3.16	1.43	2.44	1.72	25.92
2	2.89	1.62	2.48	1.79	26.92
3	3.09	1.50	2.76	1.79	26.97
4	2.49	1.58	2.31	1.44	17.15
5	2.48	1.66	2.30	1.65	22.49
6	2.76	1.90	3.37	2.42	36.44
7	2.81	1.72	3.04	2.19	32.39
8	2.85	1.53	2.42	1.70	26.94
9	2.41	1.56	2.18	1.39	22.36
10	2.99	1.64	2.88	2.03	25.27
11	2.75	1.81	2.93	2.12	30.55
12	2.67	1.61	2.58	1.89	28.85
13	3.04	1.61	2.70	1.84	24.44
14	3.16	1.65	2.86	2.03	30.37
15	2.89	1.75	3.39	2.52	32.18
16	2.64	1.78	2.96	2.19	25.48

数据视图 变量视图

图 4-41 数据录入

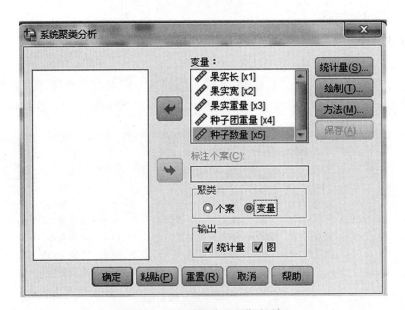

图 4-42 "系统聚类分析"对话框

"无",见图 4-43,点击"继续",回到"系统聚类分析"对话框。

（5）点击"方法"弹出"系统聚类分析:方法"对话框,"聚类方法"保持默认的"组间联接","度量标准"保持默认的"区间"中的"平方 Euclidean 距离",在"转换值"下的"标准化"中选择"全距从 0 到 1",见图 4-44。点击"继续",回到"系统聚类分析"对话框,点击"确定"。

3. 主要结果解读　从图 4-45 的树状图结合专业知识可以得出结论:分为两类较恰当。果实长、果实宽为一类,反映果实的形态;果实重量、种子团重量、种子数量为一类,反

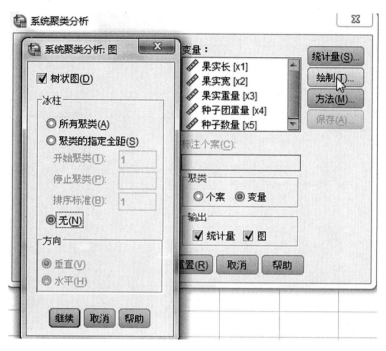

图 4-43 "系统聚类分析：图"对话框

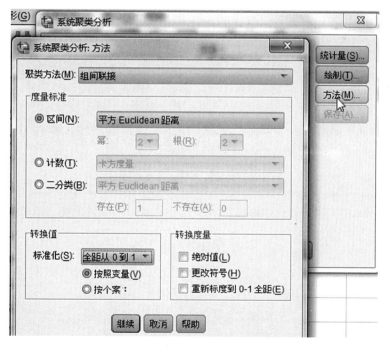

图 4-44 "系统聚类分析：方法"对话框

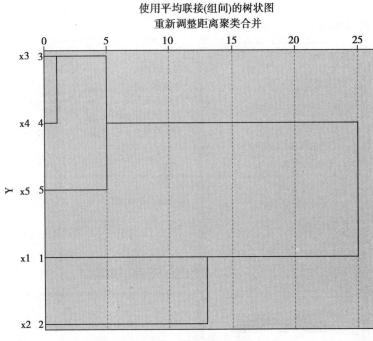

图 4-45 聚类的树状图

映果实的重量。

需要注意的是,不同聚类方法得到的结果可能不同,这就需要结合专业知识来决定哪种结果更符合实际情况。

练习题

1. 为了研究草原资源的分布规律,共抽取了 19 个地区的数据,每个地区 4 项指标,原始数据见表 4-4。使用该原始数据对地区进行两步聚类。

表 4-4　各地区森林草原分布资料

地区	森林面积(万公顷)	森林覆盖率(%)	林木蓄积量(亿立方米)	草原面积(万公顷)
A1	11 978	12.5	93.5	31 908
A2	28 446	30.4	202.0	23 754
A3	2501	67.2	24.8	58
A4	1028	28.4	14.0	599
A5	210	8.6	1.5	1147
A6	1458	26.7	16.0	1288
A7	635	21.1	3.6	514
A8	32 613	32.7	192.8	2385

地区	森林面积(万公顷)	森林覆盖率(%)	林木蓄积量(亿立方米)	草原面积(万公顷)
A9	10 700	13.9	10.5	45 190
A10	458	35.8	8.9	168
A11	868	27.8	11.4	405
A12	161	17.4	2.5	129
A13	634	26.7	11.3	447
A14	385	34.7	2.5	200
A15	6748	20.5	29.0	1200
A16	2180	84.0	33.7	1200
A17	1490	16.1	0.8	2090
A18	4850	24.6	32.6	7450
A19	57 500	67.6	238.0	15 900

2. 用例 4-4 的数据作系统聚类(Q 型聚类),会有什么结果?

第二节 判 别 分 析

判别分析是根据研究对象(样品)确定的分类和若干指标(变量),建立判别函数的一种统计分析方法。在诊断医学、植物分类鉴别等方面应用广泛。

建立判别函数的方法很多,这里介绍较实用的逐步判别分析。它类似于多元回归的逐步回归法。主要思想是希望判别函数中变量少,而错判率低。

例 4-5 研究者对采集到的 26 株草果进行了 5 个指标的测量,$x1$ 表示果实长(cm),$x2$ 表示果实宽(cm),$x3$ 表示果实重量(g),$x4$ 表示种子团重量(g),$x5$ 表示种子数量(个),结果均为均值。测量结果和例 4-4 相同,经过系统聚类(样品聚类)分为三类,试做逐步判别分析。数据见表 4-5。

表4-5　26株草果测量结果及样品聚类结果

x1	x2	x3	x4	x5	CLU3_1
3.16	1.43	2.44	1.72	25.92	1
2.89	1.62	2.48	1.79	26.92	1
3.09	1.50	2.76	1.79	26.97	1
2.49	1.58	2.31	1.44	17.15	1
2.48	1.66	2.30	1.65	22.49	1
2.76	1.90	3.37	2.42	36.44	2
2.81	1.72	3.04	2.19	32.39	2
2.85	1.53	2.42	1.70	26.94	1
2.41	1.56	2.18	1.39	22.36	1
2.99	1.64	2.88	2.03	25.27	1
2.75	1.81	2.93	2.12	30.55	2
2.67	1.61	2.58	1.89	28.85	1
3.04	1.61	2.70	1.84	24.44	1
3.16	1.65	2.86	2.03	30.37	1
2.89	1.75	3.39	2.52	32.18	2
2.64	1.78	2.96	2.19	25.48	2
3.51	1.69	3.54	2.53	36.00	3
2.91	1.79	3.07	2.19	26.53	2
2.84	1.63	2.55	1.85	25.83	1
3.04	1.66	3.87	2.78	38.06	3
2.90	1.78	3.00	2.02	27.71	2
2.34	1.79	2.57	1.90	30.02	2
3.07	1.83	3.85	2.82	37.45	3
3.17	1.81	3.35	2.59	38.43	3
3.27	1.74	3.49	2.57	32.72	3
3.23	1.64	3.55	2.72	41.44	3

SPSS 操作步骤：

1. 数据录入　在例4-4的数据里增加一列数据表示聚类结果，变量名为"CLU3_1"，见表4-5；按表4-5录入数据，见图4-46。点击"另存为"，选择合适的保存路径。

2. 逐步判别分析

（1）点击"分析"—"分类"—"判别"，弹出"判别分析"对话框，见图4-47。

（2）依次点击"x1"～"x5"，点击向右箭头，将它们选入"自变量"；然后点击分类变量"CLU3_1"，点击向右箭头，将它选入"分组变量"，然后点击下方"定义范围"，在弹出的对话框中输入最小值"1"和最大值"3"，点击"继续"，回到"判别分析"对话框。见图4-48。

（3）点选"使用步进式方法"，然后点击"方法"，弹出"判别分析:步进法"对话框。

	x1	x2	x3	x4	x5	CLU3_1
1	3.16	1.43	2.44	1.72	25.92	1
2	2.89	1.62	2.48	1.79	26.92	1
3	3.09	1.50	2.76	1.79	26.97	1
4	2.49	1.58	2.31	1.44	17.15	1
5	2.48	1.66	2.30	1.65	22.49	1
6	2.76	1.90	3.37	2.42	36.44	2
7	2.81	1.72	3.04	2.19	32.39	2
8	2.85	1.53	2.42	1.70	26.94	1
9	2.41	1.56	2.18	1.39	22.36	1
10	2.99	1.64	2.88	2.03	25.27	1
11	2.75	1.81	2.93	2.12	30.55	2
12	2.67	1.61	2.58	1.89	28.85	1
13	3.04	1.61	2.70	1.84	24.44	1
14	3.16	1.65	2.86	2.03	30.37	1
15	2.89	1.75	3.39	2.52	32.18	2
16	2.64	1.78	2.96	2.19	25.48	2
17	3.51	1.69	3.54	2.53	36.00	3
18	2.91	1.79	3.07	2.19	26.53	2
19	2.84	1.63	2.55	1.85	25.83	1
20	3.04	1.66	3.87	2.78	38.06	3
21	2.90	1.78	3.00	2.02	27.71	2
22	2.34	1.79	2.57	1.90	30.02	2

数据视图　变量视图

图 4-46　数据录入

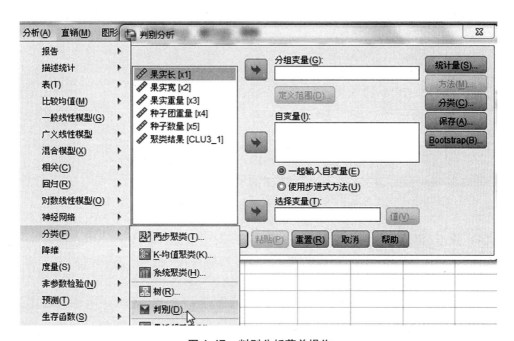

图 4-47　判别分析菜单操作

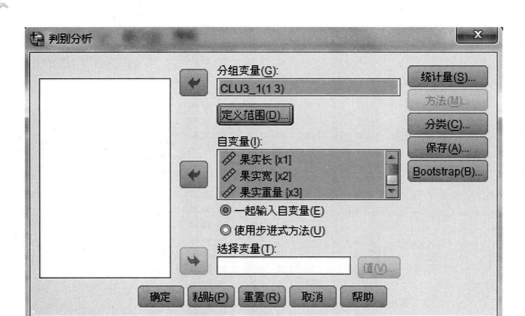

图4-48　"判别分析"对话框

见图4-49,保持默认选项,点击"继续",回到"判别分析"对话框。

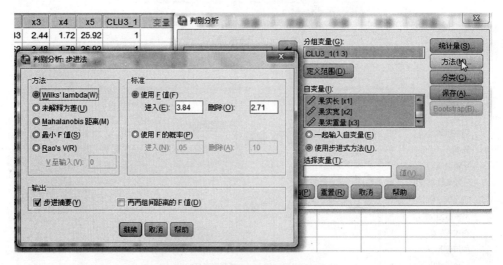

图4-49　"判别分析:步进法"对话框

（4）点击"统计量",弹出"判别分析:统计量"对话框,点选"均值""单变量 ANOVA" "Fisher""未标准化"及"组内相关",见图4-50,然后点击"继续",回到"判别分析"对话框。

（5）点击"分类"弹出"判别分析:分类"对话框,点选输出下方的"摘要表",其余保持默认选项,见图4-51,点击"继续",回到"判别分析"对话框。

（6）点击"保存",弹出"判别分析:保存"对话框,点选"预测组成员""判别得分""组成员概率",见图4-52,点击"继续",回到"判别分析"对话框,点击"确定"。

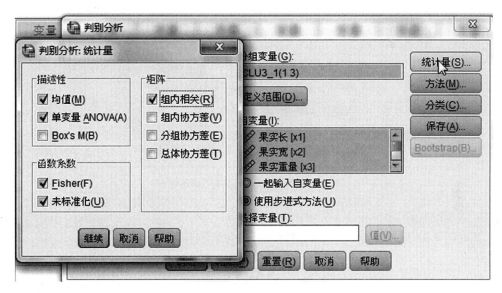

图 4-50 "判别分析:统计量"对话框

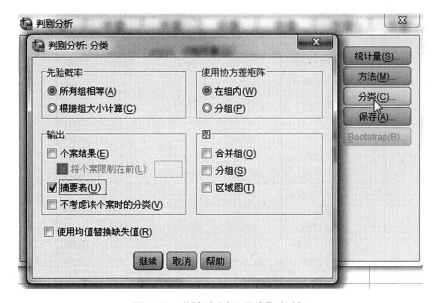

图 4-51 "判别分析:分类"对话框

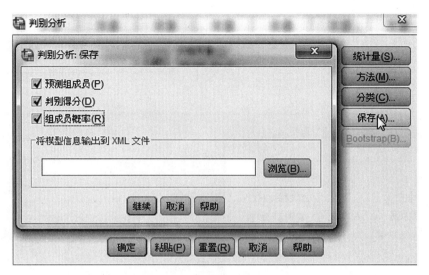

图4-52　"判别分析:保存"对话框

3. 主要结果解读

（1）图4-53显示各类中变量的描述统计量:均值、标准差。

组统计量

聚类结果		均值	标准差	有效的 N（列表状态）	
				未加权的	已加权的
1	果实长	2.8392	.26939	12	12.000
	果实宽	1.5850	.06895	12	12.000
	果实重量	2.5383	.22599	12	12.000
	种子团重量	1.7600	.19900	12	12.000
	种子数量	25.2925	3.44802	12	12.000
2	果实长	2.7500	.18959	8	8.000
	果实宽	1.7900	.05237	8	8.000
	果实重量	3.0413	.26002	8	8.000
	种子团重量	2.1937	.19985	8	8.000
	种子数量	30.1625	3.58061	8	8.000
3	果实长	3.2150	.16968	6	6.000
	果实宽	1.7283	.07885	6	6.000
	果实重量	3.6083	.20769	6	6.000
	种子团重量	2.6683	.12090	6	6.000
	种子数量	37.3500	2.88680	6	6.000
合计	果实长	2.8985	.28380	26	26.000
	果实宽	1.6812	.11343	26	26.000
	果实重量	2.9400	.48780	26	26.000
	种子团重量	2.1031	.40907	26	26.000
	种子数量	29.5735	5.82317	26	26.000

图4-53　组统计量

（2）图 4-54 显示单变量方差分析结果。P 值均小于 0.05，说明这 5 个变量可以体现分类的特征。

组均值的均等性的检验

	Wilks 的 Lambda	F	df1	df2	Sig.
果实长	.593	7.896	2	23	.002
果实宽	.319	24.560	2	23	.000
果实重量	.210	43.197	2	23	.000
种子团重量	.188	49.533	2	23	.000
种子数量	.309	25.683	2	23	.000

图 4-54　组均值的均等性检验

（3）图 4-55 显示类内相关矩阵，从中可看出种子团重量与果实重量的相关系数为 0.899，种子团重量与种子数量相关系数为 0.639，种子团重量与果实长相关系数为 0.501，果实长与果实重量相关系数为 0.552，表明它们之间可能不独立，有变量可能在判别函数中被剔除。

汇聚的组内矩阵

		果实长	果实宽	果实重量	种子团重量	种子数量
相关性	果实长	1.000	-.234	.552	.501	.340
	果实宽	-.234	1.000	.144	.231	.052
	果实重量	.552	.144	1.000	.899	.483
	种子团重量	.501	.231	.899	1.000	.639
	种子数量	.340	.052	.483	.639	1.000

图 4-55　相关矩阵

（4）图 4-56 中的检验结果中，P 值均小于 0.05，说明两个典型判别函数均有意义。

Wilks 的 Lambda

函数检验	Wilks 的 Lambda	卡方	df	Sig.
1 到 2	.090	54.296	4	.000
2	.518	14.797	1	.000

图 4-56　Wilks' Lambda 检验结果

（5）图 4-57 显示标准化的典型判别式函数系数，由此可得标准化典型判别函数为：

$$Y_1 = 0.362 \times \text{标准化果实宽} + 0.852 \times \text{标准化种子团重量}$$
$$Y_2 = 0.962 \times \text{标准化果实宽} - 0.575 \times \text{标准化种子团重量}$$

（6）图 4-58 显示未标准化的典型判别式函数系数，由此可得未标准化的典型判别函数为：

$$Y_1 = 5.424 \times 果实宽 + 4.603 \times 种子团重量 - 18.8$$
$$Y_2 = 14.402 \times 果实宽 - 3.104 \times 种子团重量 - 17.684$$

以上两式代入原始数据可计算每个样品未标准化典型判别函数的判别得分。

标准化的典型判别式函数系数

	函数	
	1	2
果实宽	.362	.962
种子团重量	.852	-.575

图 4-57　标准化的典型判别式函数系数

典型判别式函数系数

	函数	
	1	2
果实宽	5.424	14.402
种子团重量	4.603	-3.104
(常量)	-18.800	-17.684

非标准化系数

图 4-58　未标准化的典型判别式函数系数

典型判别函数的个数为类数-1,本例为 3 类,故有 2 个典型判别函数。

（7）图 4-59 显示 Fisher 线性判别函数系数,由此可得 Fisher 线性判别函数为

$$F_1 = 340.664 \times 果实宽 + 22.967 \times 种子团重量 - 291.286$$
$$F_2 = 380.657 \times 果实宽 + 32.290 \times 种子团重量 - 377.205$$
$$F_3 = 356.686 \times 果实宽 + 48.135 \times 种子团重量 - 373.554$$

将以上 3 个式子代入原始数据可计算每个样品的 Fisher 线性判别函数的判别得分,其中哪个得分最高,即判该样品为哪类。

分类函数系数

	聚类结果		
	1	2	3
果实宽	340.664	380.657	356.686
种子团重量	22.967	32.290	48.135
(常量)	-291.286	-377.205	-373.554

Fisher 的线性判别式函数

图 4-59　Fisher 线性判别函数系数

Fisher 线性判别函数的个数与类数相等,本例为 3 类,故有 3 个 Fisher 线性判别函数。

（8）图 4-60 显示用包含 2 个变量的判别函数对原始数据进行分类的结果,可以看到 96.2% 的样品分类正确,错判率为 3.8%。

（9）图 4-61 显示程序运行完成后新变量数据文件。其中变量"*Dis_1*"表示由判别函数给出的分类结果;变量"*Dis1_1*""*Dis2_1*"表示由未标准化的典型函数计算出的典型变量 1、2 的值;变量"*Dis1_2*""*Dis2_2*""*Dis3_2*"分别代表某一样品属于第一类、第二类、第三类的概率。

分类结果ᵃ

	聚类结果	预测组成员			合计
		1	2	3	
初始	计数 1	12	0	0	12
	2	0	7	1	8
	3	0	0	6	6
	% 1	100.0	.0	.0	100.0
	2	.0	87.5	12.5	100.0
	3	.0	.0	100.0	100.0

a. 已对初始分组案例中的 96.2% 个进行了正确分类。

图 4-60 用判别函数对原始数据的分类结果

Dis_1	Dis1_1	Dis2_1	Dis1_2	Dis2_2	Dis3_2
1	-3.12567	-2.42806	1.00000	.00000	.00000
1	-1.77281	.09105	.98835	.01164	.00001
1	-2.42375	-1.63720	.99990	.00010	.00000
1	-3.60084	.60137	.99991	.00009	.00000
1	-2.20025	1.10169	.98444	.01556	.00000
2	2.64592	2.16811	.00000	.97210	.02790
2	.61083	.28966	.03418	.91451	.05132
1	-2.67529	-.92578	.99986	.00014	.00000
1	-3.93948	.46853	.99997	.00003	.00000
1	-.55961	-.36587	.79811	.19596	.00593
2	.77682	1.80312	.00195	.99591	.00213
1	-1.36676	-.36337	.98021	.01966	.00013
1	-1.59691	-.20817	.98754	.01242	.00004
1	-.50536	-.22185	.72729	.26637	.00634
3	2.29254	-.30260	.00009	.16392	.83600
2	.93629	1.15378	.00334	.98356	.01310
3	2.01310	-1.19777	.00020	.03819	.96161
2	.99054	1.29780	.00225	.98741	.01035
1	-1.44239	.04883	.97012	.02981	.00007
3	3.00112	-2.40583	.00000	.00037	.99963
2	.15379	1.68146	.01627	.98285	.00089
2	-.34433	2.19796	.03284	.96706	.00010
3	4.10740	-.08164	.00000	.01137	.98863
3	2.94022	.34424	.00001	.21415	.78585
3	2.46845	-.60182	.00003	.06530	.93467
3	2.61645	-2.50763	.00000	.00059	.99941

图 4-61 数据视图中的判别分析结果

练习题

1. 对 27 只动物测定了 4 个指标,试对这些动物进行分类;在聚为两类的条件下,试进行判别分析。数据见表 4-6。

表 4-6 27 只动物四个指标的数据

No.	x1	x2	x3	x4
1	5.43	96.15	1.38	158.77
2	5.75	18.24	1.11	175.1
3	4.41	55.61	1.28	171.22
4	11.13	17.34	1.4	192.55
5	8.44	52.85	1.45	171.22
6	5.24	42.25	1.25	144.85
7	6.12	46.45	1.52	189.22
8	8.88	35.85	1.35	178.56
9	6.87	38.66	0.94	152.12
10	15.94	146.12	1.8	182.78
11	9.77	135.25	1.98	228.53
12	8.45	145.84	1.42	192.14
13	11.14	134.24	2.2	189.52
14	8.14	160.14	1.81	222.35
15	11.24	124.88	2.3	221.63
16	11.56	162.45	1.65	224.16
17	11.55	130.64	1.73	230.36
18	7.4	124.33	1.62	234.84
19	3.54	225.21	1.66	212.34
20	3.77	92.54	1.99	208.32
21	3.12	75.25	2.11	219.44
22	5.18	162.45	1.81	21.15
23	4.88	218.24	3.24	215.45
24	4.21	140.34	2.64	188.78
25	3.88	126.24	1.88	220.23
26	3.45	123.55	1.75	228.15
27	11.15	195.15	2.58	218.77

2. 人文与发展指数是联合国开发计划署于 1990 年 5 月发表的第一份《人类发展报告》中公布的。该报告建议,当前对人文发展的衡量指标应当以人生的三大要素为重点。衡量人生的三大要素的指标分别为:实际人均 GDP 指数、出生时的预期寿命指数、受教育程度指数(由成人识字率指数和综合总入学率指数按 2/3、1/3 的权重加权而得),将一生

3个指数合成为一个指数就是人文发展指数。今从2005年世界各国人文发展指数的排序中,选取高发展水平、中等发展水平和低发展水平国家各6个作为三组样品,另选四个国家作为待判样品,资料见表4-7。试对以下数据资料进行判别分析,并据此对待选的4个国家进行判别归类。

表4-7　世界各国人文发展指标资料

	国家	人均GDP (美元)	出生时的预期 寿命(岁)	成人识字率 (%)	初等、中等和高等 教育入学率(%)
第一类:高发展水平 国家	美国	41 890	77.9	99.5	93.3
	德国	29 461	79.1	99.2	88
	希腊	23 381	78.9	96	99
	新加坡	29 663	79.4	92.5	87.3
	意大利	28 529	80.3	98.4	90.6
	韩国	22 029	77.9	99	96
第二类:中等发展水 平国家	古巴	6000	77.7	99.8	87.6
	罗马尼亚	9060	71.9	97.3	76.8
	巴西	8402	71.7	88.6	87.5
	泰国	8677	69.6	92.6	71.2
	菲律宾	5137	71	92.6	81.1
	土耳其	8407	71.4	87.4	68.7
第三类:低发展水平 国家	尼泊尔	1550	62.6	48.6	58.1
	尼日利亚	1128	46.5	69.1	56.2
	喀麦隆	2299	49.8	67.9	62.3
	巴基斯坦	2370	64.6	49.9	40
	越南	3071	73.7	90.3	63.9
	印度尼西亚	3843	69.7	90.4	68.2
待判组	日本	31 267	82.3	99	85.9
	印度	3452	63.7	61	63.8
	中国	6757	72.5	90.9	69.1
	南非	11 110	50.8	82.4	77

第五章　主成分分析和因子分析

主成分分析和因子分析都是为了实现数据降维,达到简化模型的目的,以便于进一步分析。降维是指通过寻找共性因素,将关系复杂的多变量简化为少数几个变量。但两种方法在具体操作中有所区别。本章将介绍如何在 SPSS 软件里进行主成分分析和因子分析。

第一节　主成分分析

主成分分析(principal components analysis)是多元分析中的一种极其重要的方法。当一个研究中变量数较多且存在较强的相关性时,主成分分析可以简化数据结构,使变量降维,从而让问题更加简单直观、易于解释。

主成分分析步骤:①多维指标的标准化:目的是消除变量在量纲或数量级上的影响;②计算协方差或相关矩阵:值得注意的是如果采用相关矩阵提取主成分,原始变量可以不用标准化即可得到相关矩阵;③计算特征值和特征向量;④确定主成分个数,结合专业知识给出恰当的解释。

例 5-1　某研究者采用分层抽样的方法抽取在校大学生 11 个班级,设计《医学生人文素质调查问卷》调查医学人文素质,数据见表 5-1,试做主成分分析。(摘自中国医学伦理学报第 27 卷第 7 期)

表 5-1　医学人文素质评价指标及调查数据

班级	道德伦理知识 x1	法律知识 x2	心理知识 x3	创新精神 x4	团队精神 x5	爱国敬业精神 x6	思辨能力 x7	社交能力 x8	卫生习惯 x9
1	71.53	74.15	76.18	72.46	76.02	69.97	73.13	77.27	77.37
2	74.5	75.6	74.52	72.54	77.46	76.42	76.5	78.89	77.95
3	79.55	74.77	78.2	74.98	77.32	80.69	76.13	80.81	79.95
4	74.43	75.81	77.07	73.94	73.83	78.13	74.43	75.81	77.07
5	74.5	75.6	74.52	72.54	77.46	76.42	76.5	78.89	77.95
6	78.02	79.15	82.6	76.33	79.94	78.95	78.35	78.02	79.15
7	74.5	75.6	74.52	72.54	77.46	76.42	76.5	78.89	77.95
8	76.79	88.45	88.37	78.16	87.52	89.74	78.23	89.98	88.44
9	77.47	81.45	80.72	79.54	80.97	85.08	84.37	81.94	80.98
10	84.67	81.26	82.24	80.72	84.37	82.74	84.18	85.08	84.37
11	76.79	78.45	88.37	88.16	77.52	89.74	78.23	89.98	78.44

SPSS 操作步骤：

1. 数据录入

（1）点击"变量视图"，在"名称"列下输入"class"以及"x1～x9"等变量，在"标签"列下依次输入"班级"、"道德伦理知识"、"法律知识"等，见图5-1。

（2）点击"数据视图"，按表5-1录入全部数据，见图5-2。

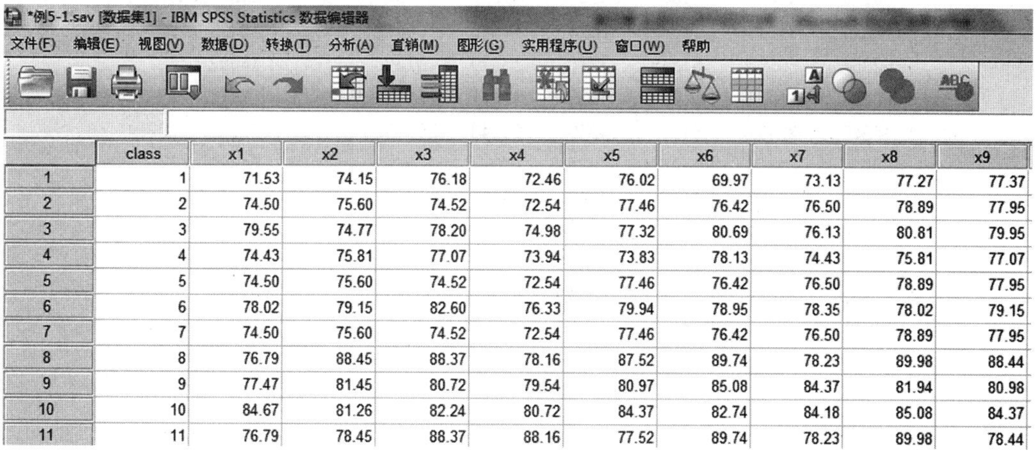

（3）点击"另存为"，选择合适的保存路径。

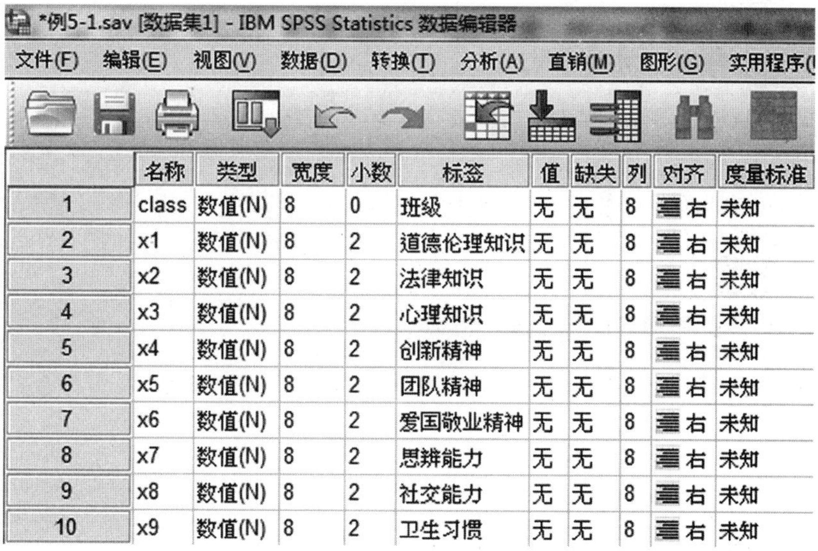

图5-1　定义变量

图5-2　数据录入

2. 原始变量的标准化　选择"分析"—"描述统计"—"描述"，在弹出的"描述性"对话框里将 x1～x9 送入变量框中，在"将标准化得分另存为变量"前面打钩，其他保持默认，见图5-3，点击"确定"即可在数据视图的最后几列看到各个原始变量的标准化值，见图5-4。

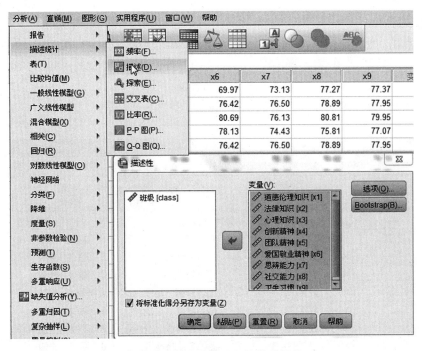

图5-3　原始变量标准化的菜单操作

Zx1	Zx2	Zx3	Zx4	Zx5	Zx6	Zx7	Zx8	Zx9
-1.46560	-.95622	-.69032	-.83575	-.77988	-1.72372	-1.33741	-.84593	-.74142
-.60936	-.61456	-1.01083	-.81935	-.41277	-.65683	-.38619	-.51528	-.57574
.84655	-.81013	-.30032	-.31921	-.44846	.04947	-.49062	-.12339	-.00441
-.62954	-.56508	-.51849	-.53238	-1.33820	-.37398	-.97047	-1.14392	-.82712
-.60936	-.61456	-1.01083	-.81935	-.41277	-.65683	-.38619	-.51528	-.57574
.40545	.22192	.54921	-.04249	.21948	-.23834	.13600	-.69285	-.23294
-.60936	-.61456	-1.01083	-.81935	-.41277	-.65683	-.38619	-.51528	-.57574
.05085	2.41327	1.66324	.33262	2.15192	1.54643	.10213	1.74826	2.42085
.24689	.76387	.18623	.61549	.48207	.77562	1.83521	.10725	.28982
2.32263	.71910	.47970	.85737	1.34886	.38856	1.78158	.74814	1.25821
.05085	.05698	1.66324	2.38240	-.39747	1.54643	.10213	1.74826	-.43576

图5-4　原始变量的标准化值

3. 主成分分析

（1）选择"分析"—"降维"—"因子分析"，弹出"因子分析"对话框，见图5-5。在对话框里，将原始变量 $x1 \sim x9$ 用箭头移入变量框，见图5-6。

（2）点击"描述"，弹出"因子分析:描述统计"对话框。"原始分析结果"可以计算主成分分析的特征值、方差百分比等，已经勾选上。在"相关矩阵"下面的"系数"前打钩，其他项不用选择，点击"继续"，见图5-7。

（3）点击"抽取"，弹出"因子分析：抽取"对话框。在"方法"中选择"主成分"，主成分分析的计算可以基于相关性矩阵，也可以基于协方差矩阵，本例保持默认的"相关性矩阵"。在"抽取"下面有两个选项：①基于特征值（特征值大于1）；②自定义要提取的因子数量。本例假定设定为8个因子，即8个主成分。其他保持默认，点击"继续"。见图5-8。

（4）在因子分析对话框，点击"确定"。

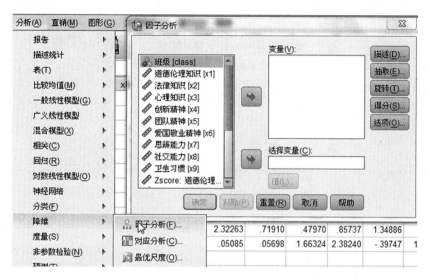

图5-5 主成分分析菜单操作

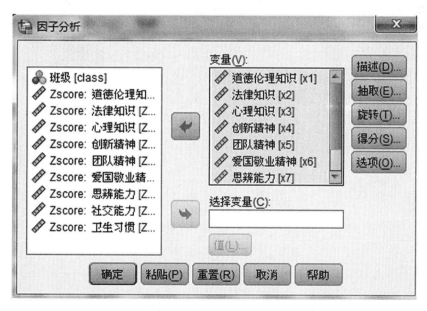

图5-6 "因子分析"对话框

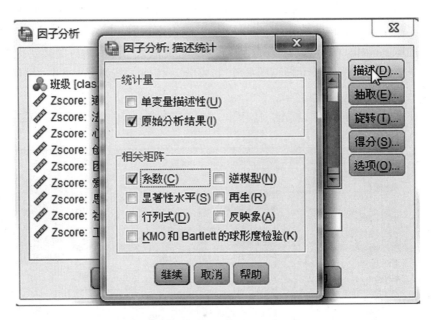

图5-7 "因子分析:描述统计"对话框

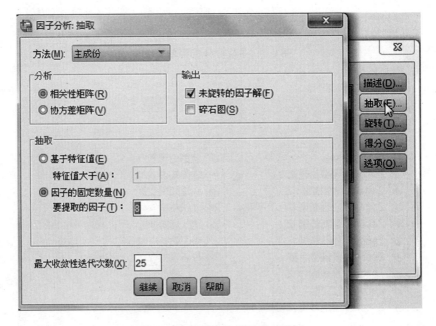

图5-8 "因子分析:抽取"对话框

4. 主成分分析结果解读 分析结果见图5-9~图5-11。

（1）图5-9是9个原始变量之间的相关矩阵,可以看到许多变量之间存在比较强的相关性,说明确实存在信息上的重叠,进一步确认了信息浓缩、变量降维的必要性。

相关矩阵

		道德伦理知识	法律知识	心理知识	创新精神	团队精神	爱国敬业精神	思辨能力	社交能力	卫生习惯
相关	道德伦理知识	1.000	.427	.448	.505	.579	.516	.752	.446	.566
	法律知识	.427	1.000	.778	.488	.918	.767	.590	.729	.913
	心理知识	.448	.778	1.000	.845	.639	.870	.436	.859	.652
	创新精神	.505	.488	.845	1.000	.373	.826	.567	.811	.351
	团队精神	.579	.918	.639	.373	1.000	.619	.654	.686	.957
	爱国敬业精神	.516	.767	.870	.826	.619	1.000	.580	.884	.656
	思辨能力	.752	.590	.436	.567	.654	.580	1.000	.469	.541
	社交能力	.446	.729	.859	.811	.686	.884	.469	1.000	.707
	卫生习惯	.566	.913	.652	.351	.957	.656	.541	.707	1.000

图 5-9　相关矩阵

解释的总方差

成分	初始特征值			提取平方和载入		
	合计	方差的 %	累积 %	合计	方差的 %	累积 %
1	6.248	69.425	69.425	6.248	69.425	69.425
2	1.167	12.966	82.391	1.167	12.966	82.391
3	.958	10.640	93.031	.958	10.640	93.031
4	.301	3.347	96.378	.301	3.347	96.378
5	.165	1.838	98.216	.165	1.838	98.216
6	.133	1.473	99.690	.133	1.473	99.690
7	.022	.242	99.932	.022	.242	99.932
8	.006	.068	100.000	.006	.068	100.000
9	6.760E-018	7.511E-017	100.000			

提取方法：主成分分析。

图 5-10　解释的总方差

成分矩阵[a]

	成分							
	1	2	3	4	5	6	7	8
道德伦理知识	.679	.234	.603	.340	.057	-.046	-.013	.019
法律知识	.895	.229	-.311	-.167	.128	-.050	.017	.052
心理知识	.882	-.344	-.174	.073	.246	.077	-.023	-.034
创新精神	.768	-.580	.233	-.047	.020	.120	.049	.019
团队精神	.863	.450	-.169	-.011	-.030	.125	-.084	-.003
爱国敬业精神	.904	-.301	-.034	-.051	-.047	-.291	-.034	-.012
思辨能力	.729	.237	.537	-.347	-.042	.030	.010	-.022
社交能力	.890	-.290	-.172	.095	-.279	.079	-.014	.009
卫生习惯	.855	.415	-.255	.134	-.043	-.024	.099	-.027

提取方法：主成分。

a. 已提取了 8 个成分。

图 5-11　成分矩阵

（2）图 5-10 显示了各成分的方差贡献率和累积贡献率,在"合计"列可以看到有 2 个特征值大于 1,在"累积%"列可以看到前三个主成分的累计方差贡献率达到 93.031%,因此选择前三个主成分就能够大致反映大学生的医学人文素质。需要注意的是,系统默认只会考虑前两个特征值大于1的主成分,本例纳入了第三个主成分。

（3）图5-11显示了各主成分在各变量上的载荷,从而可以得出各主成分的表达式。请注意的是表达式里的是标准化后的变量,而不是原始变量。前三个主成分的表达式如下:

$$C_1 = 0.679zx_1 + 0.895zx_2 + 0.882zx_3 + 0.768zx_4 + 0.863zx_5 + 0.904zx_6 + 0.729zx_7 + 0.890zx_8 + 0.855zx_9$$

$$C_2 = 0.234zx_1 + 0.229zx_2 - 0.344zx_3 - 0.580zx_4 + 0.450zx_5 - 0.301zx_6 + 0.237zx_7 - 0.290zx_8 + 0.415zx_9$$

$$C_3 = 0.603zx_1 - 0.311zx_2 - 0.174zx_3 + 0.233zx_4 - 0.169zx_5 - 0.034zx_6 + 0.537zx_7 - 0.172zx_8 - 0.255zx_9$$

从三个主成分的系数来看,第一主成分中各系数绝对值都较大,而且大小相当,说明第一主成分可以看成是反映医学人文综合素质的指标;第二主成分中 $x4$、$x5$ 和 $x9$ 系数绝对值较大,说明第二主成分可以看成是反映创新精神、团队精神和卫生习惯的综合指标;第三主成分中 $x1$ 和 $x7$ 系数绝对值较大,说明第三主成分可以看成是反映道德伦理知识和思辨能力方面的综合指标。我们可以利用这三个主成分来计算出综合指标,进行各班级的综合排序。但由于主成分分析本质上是一种矩阵变换过程,并不要求各主成分都具有实际意义,目前得到的各主成分含义其实并不十分明确,对这些含义的解释也不够完美,这会导致最终得到的排序结果在解释上不够清晰,下一节我们将进一步考虑如何使得所提取的信息含义更加清晰,随后再进行综合排序。

练习题

1. 某研究者测量了10名9岁小学生的6个项目的智力测试得分,见表5-2,试作主成分分析。

表5-2　某学校小学生6项测量得分

No.	常识 x1	算术 x2	理解 x3	填图 x4	积木 x5	译码 x6
1	15	13	27	14	22	39
2	10	14	15	14	34	35
3	11	12	19	13	24	39
4	7	7	7	9	20	23
5	13	12	24	12	26	38
6	19	14	22	16	23	37
7	20	16	26	21	38	69
8	9	10	14	9	31	46
9	9	8	15	13	14	46
10	9	9	12	10	23	46

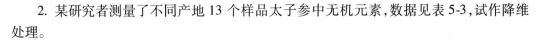

2. 某研究者测量了不同产地 13 个样品太子参中无机元素,数据见表5-3,试作降维处理。

表 5-3　太子参中无机元素分析结果(μg/g)

元素 样品	铝(Al)	钡(Ba)	钙(Ca)	钴(Co)	铜(Cu)	铁(Fe)	钾(K)	锂(Li)
1	407	15.3	2146	1.64	5.38	357	6395	0.24
2	505	15.7	1788	1.10	5.51	425	6766	0.35
3	253	9.4	1181	0.86	4.76	231	6784	0.20
4	636	9.7	2361	1.52	5.99	579	9408	0.47
5	549	19.5	1356	0.72	4.75	446	7271	0.40
6	2826	41.3	1045	6.58	6.80	1476	6803	1.31
7	333	10.1	905	2.21	4.80	285	6812	0.22
8	208	11.8	1147	1.56	3.27	153	7365	0.14
9	457	15.0	1176	0.63	5.35	385	6635	0.35
10	750	18.0	1482	1.05	6.07	589	6742	0.54
11	438	12.2	1412	1.32	4.60	343	9174	0.36
12	280	53.5	3080	1.16	6.81	335	12836	0.22
13	353	15.8	1356	1.42	7.52	326	7374	0.24

元素 样品	镁(Mg)	锰(Mn)	钠(Na)	镍(Ni)	磷(P)	锶(Sr)	钛(Ti)	钒(V)	锌(Zn)
1	1125	72.2	63.1	2.81	3136	13.9	5.04	0.43	22.8
2	1187	88.5	46.6	3.24	3143	12.1	7.54	0.59	25.6
3	1217	76.6	53.3	2.56	2750	7.14	3.23	0.26	28.4
4	1636	122	304	2.30	3677	13.2	11.2	0.75	37.3
5	1460	61.4	40.0	1.41	3108	10.7	7.32	0.59	24.3
6	994	86.5	64.5	1.48	3686	6.12	62.9	2.85	72.4
7	926	86.3	35.4	2.40	2805	5.60	5.81	0.29	20.2
8	836	88.3	32.8	0.96	2146	4.59	2.60	0.17	21.4
9	1226	85.3	33.3	2.82	2794	8.67	7.08	0.46	27.0
10	1447	81.4	58.1	3.29	3181	11.5	11.1	0.76	25.2
11	980	164	36.4	0.98	2877	7.07	7.70	0.44	31.6
12	1640	219	95.1	2.73	442	28.1	2.54	0.59	52.7
13	852	132	47.3	1.96	3318	7.42	4.59	0.32	56.9

第二节　因子分析

因子分析(factor analysis)是从多个可测的原始变量中提取出较少数抽象的综合指标,即因子(有时也称为隐变量),来表示原始的数据结构,且能保证原始资料所能提供的大部分信息。

因子分析步骤主要有:①熟悉数据的一般结构,初步提取因子;②公因子个数选取;③因子的旋转及解释;④计算因子得分;⑤总结分析结果,结合专业知识给出恰当的解释。

例5-2　某研究者应用量表研制的方法开展高校教学质量测评体系的评价研究,测量了10个评价教师的指标,采用 Likert 7 分量表,从"非常不同意"到"非常同意",数据见表5-4,试作因子分析。

表5-4　某高校50名大学生有关教学质量10个指标的测量得分

No.	耐心 a1	备课 a2	答疑 a3	辅导 a4	教材 a5	严格 a6	素质 b1	水平 b2	表达 b3	教态 b4
1	6	6	6	5	6	6	6	6	7	7
2	6	6	6	6	6	6	6	6	6	6
3	5	5	5	4	4	5	6	5	6	5
4	7	7	7	7	7	7	7	7	7	7
5	7	7	7	7	7	7	7	7	7	7
6	6	6	6	6	5	6	6	6	5	7
7	4	5	4	4	4	5	5	5	3	5
8	4	5	6	4	5	5	3	4	3	5
9	4	5	4	3	5	4	5	4	4	5
10	4	4	6	6	5	6	7	7	5	4
11	6	6	6	5	6	6	5	6	6	6
12	4	4	4	4	4	4	5	5	5	5
13	6	7	6	6	7	5	6	6	7	5
14	6	6	6	6	6	6	6	6	7	6
15	6	6	6	6	6	7	6	6	7	6
16	6	7	5	5	6	6	6	6	6	6
17	6	6	6	6	6	6	6	6	6	6
18	6	6	6	6	6	6	6	6	6	6
19	6	6	6	6	6	6	6	6	6	6
20	6	6	6	5	6	6	7	6	6	7
21	7	6	7	7	7	7	6	6	6	7

No.	耐心 a1	备课 a2	答疑 a3	辅导 a4	教材 a5	严格 a6	素质 b1	水平 b2	表达 b3	教态 b4
22	6	6	6	6	6	6	7	7	7	7
23	7	6	7	7	6	7	7	7	6	7
24	6	6	6	6	5	6	6	6	6	6
25	6	6	6	6	6	6	6	6	6	5
26	7	6	6	7	6	7	6	6	6	7
27	7	6	6	7	6	6	7	6	6	6
28	6	6	6	7	6	7	6	6	6	6
29	6	6	6	6	6	6	6	6	5	6
30	7	7	7	7	7	7	7	7	7	7
31	7	7	7	7	7	7	7	7	7	7
32	6	6	6	6	6	6	7	6	6	6
33	6	5	6	6	6	5	6	6	6	6
34	6	6	6	6	6	5	6	6	6	7
35	6	6	6	6	6	6	6	6	5	6
36	7	7	7	7	7	7	7	7	7	7
37	6	6	6	6	6	6	7	6	6	7
38	7	7	7	6	6	6	6	6	6	6
39	7	7	7	7	7	7	7	7	7	7
40	6	6	6	6	7	7	6	5	6	6
41	6	7	7	7	5	6	7	6	6	6
42	7	7	7	7	7	7	6	6	5	6
43	7	7	7	7	7	7	7	7	7	7
44	7	7	7	7	7	7	7	7	7	7
45	7	7	7	7	7	7	7	7	7	7
46	7	7	7	7	7	7	7	7	6	7
47	7	7	7	7	7	7	7	7	7	7
48	5	6	6	5	6	5	7	5	5	6
49	7	7	7	7	6	7	7	6	7	7
50	7	7	7	7	6	7	6	6	7	7

SPSS 操作步骤：

1. 数据录入

（1）点击"变量视图"，在"名称"列下输入"no"、"a1"~"a6"、"b1"~"b4"这11个变量，在"标签"列下依次输入"编号"、"耐心"、"备课"等，见图5-12。

（2）点击"数据视图"，按表5-4录入全部数据，见图5-13。

（3）点击"另存为"，选择合适的保存路径。

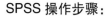

图 5-12　定义变量

图 5-13　数据录入

2. 原始变量的标准化 选择"分析"—"描述统计"—"描述",在弹出的"描述性"对话框里将 $a1 \sim a6$、$b1 \sim b4$ 送入变量框中,在"将标准化得分另存为变量"前面打钩,其他保持默认,见图 5-14,点击"确定"即可在数据视图的最后几列看到各个原始变量的标准化值,见图 5-15。

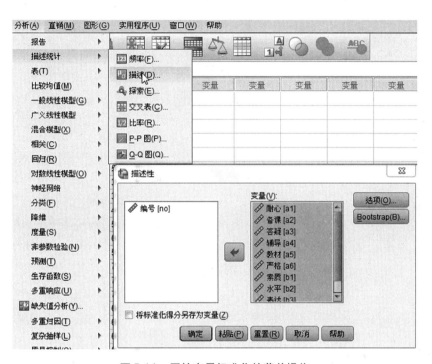

图 5-14 原始变量标准化的菜单操作

Za1	Za2	Za3	Za4	Za5	Za6	Zb1	Zb2	Zb3	Zb4
-.15491	-.23246	-.25560	-1.07258	-.09649	-.24010	-.35737	-.13112	.99167	.88725
-.15491	-.23246	-.25560	-.07945	-.09649	-.24010	-.35737	-.13112	-.04132	-.38025
-1.26143	-1.52389	-1.53362	-2.06572	-2.50885	-1.44059	-.35737	-1.44234	-.04132	-1.64775
.95161	1.05898	1.02242	.91368	1.10969	.96039	.91895	1.18010	.99167	.88725
.95161	1.05898	1.02242	.91368	1.10969	.96039	.91895	1.18010	.99167	.88725
-.15491	-.23246	-.25560	-.07945	-1.30267	-.24010	-.35737	-.13112	-1.07431	.88725
-2.36795	-1.52389	-2.81164	-2.06572	-2.50885	-1.44059	-1.63369	-1.44234	-3.14030	-1.64775
-2.36795	-1.52389	-.25560	-2.06572	-1.30267	-1.44059	-4.18633	-2.75356	-3.14030	-1.64775
-2.36795	-1.52389	-2.81164	-3.05885	-1.30267	-2.64108	-1.63369	-2.75356	-2.10730	-1.64775
-2.36795	-2.81533	-.25560	-.07945	-1.30267	-.24010	.91895	1.18010	-1.07431	-2.91525
-.15491	-.23246	-.25560	-1.07258	-.09649	-.24010	-1.63369	-.13112	-.04132	-.38025
-2.36795	-2.81533	-2.81164	-2.06572	-2.50885	-2.64108	-1.63369	-1.44234	-1.07431	-1.64775
-.15491	1.05898	-.25560	-.07945	1.10969	-1.44059	-.35737	-.13112	.99167	-1.64775
-.15491	-.23246	-.25560	-.07945	-.09649	-.24010	-.35737	1.18010	.99167	-.38025
-.15491	-.23246	-.25560	-.07945	.96039	-.24010	-.35737	-1.44234	.99167	.88725
-.15491	1.05898	-1.53362	-1.07258	-.09649	-.24010	-.35737	-.13112	-.04132	-.38025

图 5-15 原始变量的标准化值

3. 因子分析

（1）基本分析：选择"分析"—"降维"—"因子分析"，弹出"因子分析"对话框，见图5-16。在对话框里，将原始变量 $a1 \sim a6$、$b1 \sim b4$ 用箭头移入变量框，见图5-17。

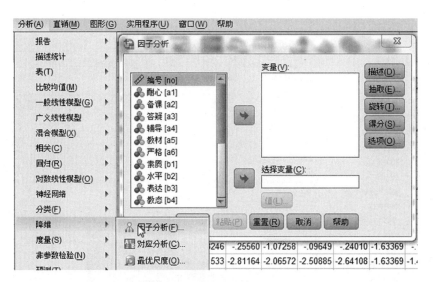

图5-16　因子分析菜单操作

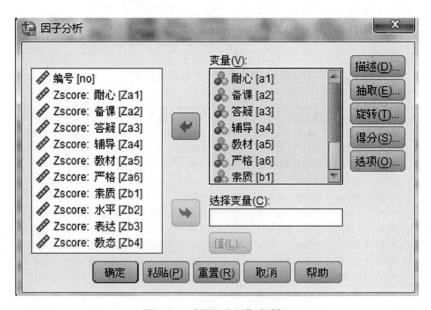

图5-17　"因子分析"对话框

点击"描述"，弹出"因子分析：描述统计"对话框。"原始分析结果"可以计算因子分析的特征值、方差百分比等，已经勾选上。在"相关矩阵"下面的"系数"、"KMO 和 Bartlett 的球形度检验"前打钩，其他项不用选择，点击"继续"，见图5-18。"KMO 和 Bartlett 的球形度检验"选项用于 KMO 统计量计算和 Bartlett 球形度检验：KMO 取值在 0 ～ 1 之间，越接近1，变量间的偏相关性越强，因子分析的效果越好。实际分析中，KMO 统计量在 0.7

以上时因子分析效果一般会比较好,当 KMO 低于 0.5 时不适宜进行因子分析。因子分析的适用条件之一是各变量间应该具有相关性,如果变量间彼此独立,则无法从中提取公因子,也就谈不上应用因子分析了,可以通过 Bartlett 球形度检验的结果来判断相关矩阵是否是单位阵,即检验各变量独立的假设是否成立。

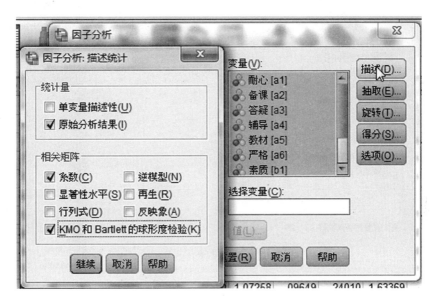

图 5-18 "因子分析:描述统计"对话框

点击"抽取",弹出"因子分析:抽取"对话框。在"方法"中选择"主成份"方法提取公因子,因子分析的计算可以基于相关性矩阵,也可以基于协方差矩阵,本例保持默认的"相关性矩阵"。在"输出"下面,在"碎石图"前面打钩。在"抽取"下面有两个选项:①基于特征值(特征值大于 1);②自定义要提取的因子数量。本例中,研究者设计了两个维度的指标体系,$a1 \sim a6$ 表示教师教学态度,$b1 \sim b4$ 表示教师教学基本素质,因此根据理论模型设计提取 2 个因子。在"抽取"下面选择"因子的固定数量",并设定要提取的因子个数为 2。其他保持默认,点击"继续"。见图 5-19。在因子分析对话框,点击"确定"。

(2)基本分析结果解读。分析结果见图 5-20 ~ 图 5-25。

图 5-20 是 10 个原始变量之间的相关矩阵,可以看到许多变量之间存在比较强的相关性,说明确实存在信息上的重叠,进一步确认了信息浓缩、变量降维的必要性。

图 5-21 显示:KMO 统计量为 0.909,大于 0.7,因子分析效果比较好;Bartlett 的球形度检验的 P 值<0.05,应拒绝各变量独立的假设,即变量间具有较强的相关性。可以认为本例数据适合做因子分析。

图 5-22 给出了公因子方差,它表示各变量中所含原始信息能被所提取的公因子表示的程度。可以看到几乎所有变量的共同度都超过了 60%,大部分都超过 75%,一半在 80% 以上,因此提取的这两个公因子对各变量的解释能力还算可以。

图 5-23 显示了各公因子的方差贡献率和累计贡献率。"合计"列显示只有一个因子的特征值大于 1,但根据理论解释,本例保留了两个因子。在"累积%"列可以看到前两个公因子的累计方差贡献率达到 78.810%。

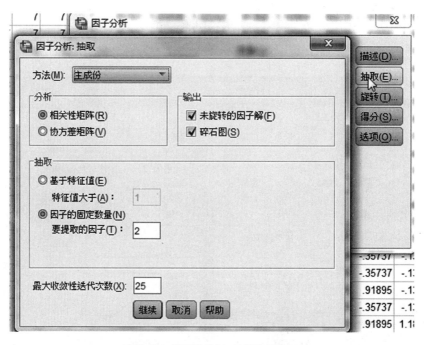

图 5-19 "因子分析:抽取"对话框

相关矩阵

		耐心	备课	答疑	辅导	教材	严格	素质	水平	表达	教态
相关	耐心	1.000	.838	.825	.862	.775	.802	.606	.690	.740	.770
	备课	.838	1.000	.748	.688	.740	.671	.521	.556	.644	.645
	答疑	.825	.748	1.000	.860	.730	.783	.573	.684	.609	.628
	辅导	.862	.688	.860	1.000	.701	.832	.669	.760	.646	.611
	教材	.775	.740	.730	.701	1.000	.715	.499	.600	.632	.587
	严格	.802	.671	.783	.832	.715	1.000	.538	.642	.597	.652
	素质	.606	.521	.573	.669	.499	.538	1.000	.738	.658	.555
	水平	.690	.556	.684	.760	.600	.642	.738	1.000	.686	.526
	表达	.740	.644	.609	.646	.632	.597	.658	.686	1.000	.625
	教态	.770	.645	.628	.611	.587	.652	.555	.526	.625	1.000

图 5-20 相关矩阵

KMO 和 Bartlett 的检验

取样足够度的 Kaiser-Meyer-Olkin 度量。		.909
Bartlett 的球形度检验	近似卡方	466.047
	df	45
	Sig.	.000

图 5-21 KMO 统计量以及 Bartlett 检验结果

公因子方差

	初始	提取
耐心	1.000	.912
备课	1.000	.780
答疑	1.000	.812
辅导	1.000	.828
教材	1.000	.751
严格	1.000	.776
素质	1.000	.866
水平	1.000	.829
表达	1.000	.708
教态	1.000	.619

提取方法：主成分分析。

图 5-22　公因子方差

解释的总方差

成分	初始特征值			提取平方和载入		
	合计	方差的 %	累积 %	合计	方差的 %	累积 %
1	7.121	71.214	71.214	7.121	71.214	71.214
2	.760	7.596	78.810	.760	7.596	78.810
3	.546	5.455	84.265			
4	.416	4.156	88.421			
5	.300	2.999	91.420			
6	.265	2.651	94.071			
7	.218	2.184	96.255			
8	.179	1.791	98.047			
9	.137	1.367	99.414			
10	.059	.586	100.000			

提取方法：主成分分析。

图 5-23　解释的总方差

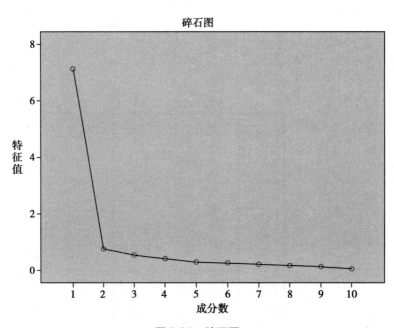

图 5-24　碎石图

成分矩阵ª

	成分	
	1	2
耐心	.942	-.156
备课	.839	-.275
答疑	.888	-.155
辅导	.910	.014
教材	.830	-.248
严格	.863	-.179
素质	.746	.556
水平	.814	.408
表达	.807	.238
教态	.780	-.098

提取方法：主成分。

a. 已提取了 2 个成分。

图 5-25　成分矩阵

　　碎石图用于显示各因子的重要程度，其横轴是因子序号，纵轴表示特征值大小。它以图形的方式直观地将因子按照特征值大小依次排列，所以可以直接看到哪些是最主要的因子。前面的"陡坡"对应较大的特征值，作用明显。后面的"平路"对应较小的特征值，影响较弱。图 5-24 中可以看到，只有第一个点位于陡坡上，提示选取 1 个公因子较适合，但根据理论解释，本例保留了两个公因子。

　　图 5-25 显示了各变量的因子载荷。第一公因子在 *a1*～*a6* 表现突出，第二公因子在

$b1$、$b2$ 表现突出。在上一节里,我们是按照列的方向写出了各主成分的公式。本例要按照行的方向来阅读,反映的是各因子在各变量上的载荷,具体公式请自行写出。值得注意的是式子里变量是标准化后的变量,而不是原始变量。

(3)因子旋转:因子分析要求提取出的公因子有实际含义,但是从上面的基本分析结果可以看出,现在两个公因子的意义还不够明显。为了使因子载荷矩阵中的系数更加显著,可以对初始因子载荷矩阵进行旋转,将因子和原始变量间的关系进行重新分配,相关系数的绝对值向(0,1)区间更加两级分化,从而更加容易解释。

在"因子分析"对话框点击"旋转",会跳出"因子分析:旋转"对话框。在"方法"下选择"最大方差法",即最大方差正交旋转。在"输出"下面"载荷图"前打钩,其他保持默认。见图5-26。

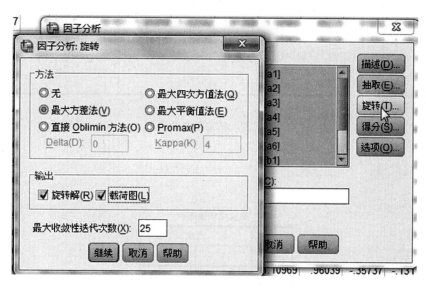

图5-26 "因子分析:旋转"对话框

(4)因子旋转结果解读。

图5-27中,解释的总方差表在最右侧给出旋转后各公因子的方差贡献率,发现均发生了变化,彼此差距有所缩小,显然信息量进行了重新分配,但累计方差贡献率依然是78.810%,和旋转前一样。

图5-28显示旋转后各变量的因子载荷。为了便于阅读,可以把"因子分析:选项"对话框里的"系数显示格式"下的"按大小排序"和"取消小系数"都勾选上,见图5-30。这样做可以将系数大小进行排序,而且过小的系数也不会显示,使得结果更加易读,排序后的结果见图5-31:可以明显看到第一公因子在耐心、备课、教材、答疑、严格、辅导、教态即 $a1\sim a6$、$b4$ 上有较大的载荷,可以命名为教学态度因子;第二公因子在素质、水平、表达即 $b1$、$b2$、$b3$ 上有较大载荷,可以命名为基本素质因子。与未旋转前相比,旋转后各公因子的意义显然更加合理,也更有利于对数据的解读。在旋转成分矩阵后面的成分转换矩阵显示的是旋转前后各公因子之间的相关系数。

从图5-29的旋转空间中的成分图(即因子空间载荷图)中可以看出指标分为两类,一类为 $a1\sim a6$ 以及 $b4$,表示为公因子1,即教师的教学态度,一类为 $b1$、$b2$、$b3$,主要表现为公因子2,为教师的基本素质。

解释的总方差

成分	初始特征值			提取平方和载入			旋转平方和载入		
	合计	方差的 %	累积 %	合计	方差的 %	累积 %	合计	方差的 %	累积 %
1	7.121	71.214	71.214	7.121	71.214	71.214	4.857	48.567	48.567
2	.760	7.596	78.810	.760	7.596	78.810	3.024	30.243	78.810
3	.546	5.455	84.265						
4	.416	4.156	88.421						
5	.300	2.999	91.420						
6	.265	2.651	94.071						
7	.218	2.184	96.255						
8	.179	1.791	98.047						
9	.137	1.367	99.414						
10	.059	.586	100.000						

提取方法：主成分分析。

图 5-27 解释的总方差

旋转成分矩阵[a]

	成分	
	1	2
耐心	.849	.437
备课	.837	.280
答疑	.805	.406
辅导	.722	.554
教材	.814	.297
严格	.799	.371
素质	.267	.891
水平	.409	.813
表达	.506	.673
教态	.685	.387

提取方法：主成分。

旋转法：具有 Kaiser 标准化的
正交旋转法。

a. 旋转在 3 次迭代后收敛。

图 5-28 旋转成分矩阵

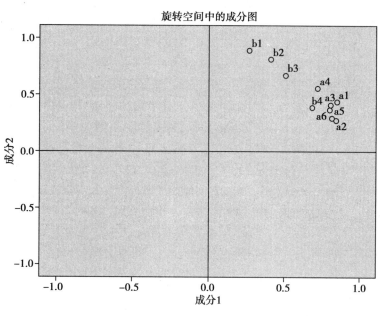

图 5-29 因子空间载荷图

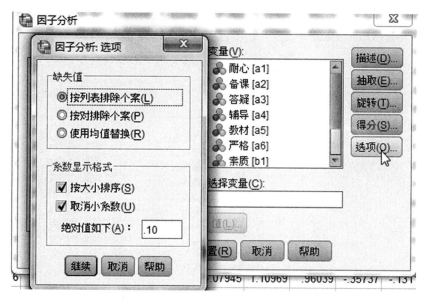

图 5-30 "因子分析:选项"对话框

旋转成分矩阵ª

	成分	
	1	2
耐心	.849	.437
备课	.837	.280
教材	.814	.297
答疑	.805	.406
严格	.799	.371
辅导	.722	.554
教态	.685	.387
素质	.267	.891
水平	.409	.813
表达	.506	.673

提取方法：主成分。

旋转法：具有 Kaiser 标准化的
正交旋转法。

a. 旋转在 3 次迭代后收敛。

成分转换矩阵

成分	1	2
1	.803	.597
2	-.597	.803

提取方法：主成分。

旋转法：具有 Kaiser 标准化的
正交旋转法。

图 5-31　排序后的旋转成分
矩阵

（5）因子得分。

在"因子分析"对话框中点击"得分"，会跳出"因子分析：因子得分"对话框，在"保存为变量"前打勾，在"方法"下选择"回归"，并在"显示因子得分系数矩阵"前打勾，见图 5-32。

（6）因子得分结果解读。

图 5-33 给出了因子得分回归系数矩阵，可以列出公因子 1 和公因子 2 的表达式（与例 5-1 里的表达式类似），根据表达式可以人工计算出因子得分，这需要利用到之前原始变量标准化的数据，因为表达式里的是标准化后的变量。但现在不需要那么麻烦，软件会自动计算并生成两个新变量 *FAC1_1* 和 *FAC2_1*，数据在"数据视图"最后两列，见图 5-34，所以之前原始变量标准化的步骤可以跳过不做。

（7）综合评价：由于上述两个公因子是分别从教学态度、基本素质方面反映了学生对学校教学质量的评价，单独使用某个公因子很难全面做出综合评价，因此可以按照各公因子对应的方差贡献率比例为权重计算综合得分，公式如下：

$$Score = 48.567/78.810 \times FAC1\_1 + 30.243/78.810 \times FAC2\_1$$

菜单选择"转换"—"计算变量"，在弹出的"计算变量"对话框的"目标变量"下面输入"*score*"，在"数字表达式"里按照上面的公式进行输入，然后点击"确定"，见图 5-35。这时在"数据视图"出现一列新的数据，变量名称是 *score*，就是 50 名学生对学校教学质量的综合评分，见图 5-36。

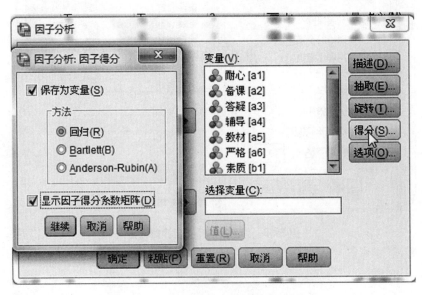

图 5-32　"因子分析：因子得分"对话框

成分得分系数矩阵

	成分	
	1	2
耐心	.229	-.086
备课	.311	-.220
答疑	.221	-.089
辅导	.092	.091
教材	.288	-.192
严格	.238	-.117
素质	-.352	.650
水平	-.229	.500
表达	-.096	.319
教态	.165	-.039

提取方法：主成分。

旋转法：具有 Kaiser 标准化的正交旋转法。

构成得分。

图 5-33　成分得分系数矩阵

FAC1_1	FAC2_1	变量
-.14025	.02116	
-.15936	-.16951	
-2.16840	.14086	
.86207	.82057	
.86207	.82057	
-.19810	-.31657	
-1.95678	-1.46915	
.15656	-4.24142	
-1.78475	-1.97616	
-2.88524	2.07387	
.19936	-1.08883	
-2.84225	-.38441	
-.00512	-.16644	
-.55916	.81569	
.53678	-.68427	
-.13220	-.43069	
-.15936	-.16951	
.47384	-.54177	
-.15936	-.16951	
-.49057	.52026	
1.31046	-.70919	
-.79940	1.59576	
.21276	1.00691	

图 5-34　因子得分数据

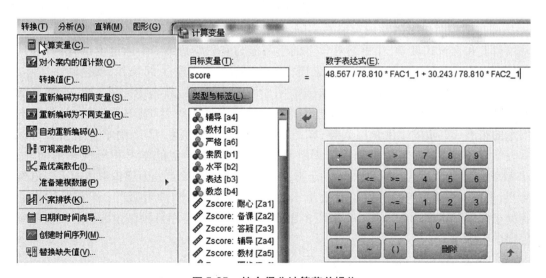

图 5-35　综合得分计算菜单操作

score
-.08
-.16
-1.28
.85
.85
-.24
-1.77
-1.53
-1.86
-.98
-.29
-1.90
-.07
-.03
.07
-.25
-.16
.08
-.16
-.10
.54
.12
.52

图 5-36　综合评分

练习题

1. 某研究者收集了 50 名大学生对有关教学质量的 18 个指标的评价,采用 Likert 7 分量表,从"非常不同意"到"非常同意";数据如表 5-5,试作因子分析。指标说明如下: $c1$-教师在适当时机将教学内容联系实际,注意新旧知识联系;$c2$-教师能恰当引入问题, 采用启发和交流式教学,注重培养学生的学习能力和科学思维;$c3$-通过本课程的学习, 学生知识明显长进,能力明显增强,素质得到提高;$c4$-注重学生的培养,理论联系实际, 因材施教;$c5$-教学内容新颖,能反映或联系学科的新思想、新概念、新成果,能够灵活 地、简明扼要地引用学科前沿的研究进展来阐明基本概念外延、基本原理的应用、基本 技术的拓展;$d1$-激发学生学习兴趣;$d2$-显示出对教学的热情;$d3$-鼓励学生适当参与课 堂教学活动,$d4$-关注学生对知识的理解和掌握;$d5$-调动学生的学习积极性和主动性; $e1$-教学方法是合适的;$e2$-讲课层次分明,突出重点,讲清难点;$e3$-理论联系实际,范例 恰当、生动;$e4$-教学内容进行了有效组织;$e5$-内容适量,易于理解吸收;$e6$-布置的作业 有助于理解基本概率和原理;$e7$-采用多媒体教学,能有效运用各种教学媒体;$e8$-教师应 督促学生学习。

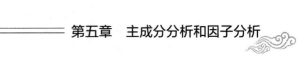

表 5-5 某高校 50 名大学生有关教学质量 18 个指标的测量得分

No.	c1	c2	c3	c4	c5	d1	d2	d3	d4	d5	e1	e2	e3	e4	e5	e6	e7	e8
1	7	6	5	6	5	6	5	6	5	6	5	6	6	5	7	6	6	6
2	6	6	6	6	6	6	6	6	6	6	6	6	6	6	6	6	6	6
3	6	6	3	4	3	5	3	3	5	5	5	5	5	3	5	5	3	7
4	7	7	7	7	7	7	7	7	7	7	7	7	7	7	7	7	7	7
5	7	7	7	7	7	7	7	7	7	7	7	7	7	7	7	7	7	7
6	6	6	4	5	5	4	6	5	5	5	6	6	6	5	5	5	3	5
7	5	3	3	3	5	2	4	3	3	3	5	5	4	5	4	3	4	5
8	4	3	2	3	1	2	6	2	2	2	3	4	3	3	2	4	5	5
9	4	5	3	5	4	5	4	5	6	5	6	5	6	5	6	6	5	6
10	6	5	5	6	7	5	5	5	6	6	6	6	5	6	7	6	5	3
11	7	7	6	7	6	5	5	5	5	6	6	5	6	7	6	5	5	5
12	4	4	4	4	4	3	3	5	4	4	4	4	4	4	4	5	5	6
13	7	6	5	5	6	6	6	5	5	7	5	6	5	6	7	7	5	1
14	7	6	6	6	6	6	6	5	6	6	6	6	6	6	6	6	6	5
15	5	4	7	5	3	5	5	4	6	7	6	6	7	6	6	7	4	4
16	5	6	4	5	5	4	5	6	4	6	5	6	6	6	6	7	5	3
17	6	6	5	6	6	5	6	6	6	5	6	6	6	6	5	6	7	4
18	7	6	6	6	5	6	6	6	6	6	6	7	6	6	6	6	7	6
19	6	6	6	6	6	5	6	5	6	6	6	6	6	6	6	6	6	6
20	7	6	6	6	5	5	6	5	6	6	6	6	6	6	6	5	6	6
21	7	7	7	7	7	7	6	6	7	7	7	6	6	6	6	6	7	6
22	6	6	6	7	7	6	7	6	6	7	7	6	7	6	6	7	7	7
23	7	6	7	7	6	7	7	6	7	7	6	7	7	6	6	7	6	6
24	7	6	5	5	6	5	6	5	6	5	6	6	5	6	6	6	5	5
25	6	5	6	5	6	6	5	6	6	6	6	6	6	6	6	5	5	5
26	6	7	6	6	6	6	6	6	4	6	6	6	5	4	5	5	5	5
27	7	6	7	6	6	6	6	6	6	6	6	6	6	6	7	6	5	5
28	6	6	6	6	1	4	6	6	6	6	6	6	6	6	6	6	1	2
29	6	6	5	5	5	5	5	5	5	5	5	6	6	6	6	6	6	5
30	7	7	7	7	7	7	7	7	7	7	7	7	7	7	7	7	7	3
31	7	7	7	7	7	7	7	7	7	7	7	7	7	7	7	7	7	7
32	6	7	6	7	6	6	7	6	7	6	6	7	6	6	7	6	6	7
33	6	5	5	5	6	5	6	4	6	5	5	6	6	6	6	6	5	4
34	6	6	5	5	6	6	6	6	5	6	5	6	6	6	5	6	6	7
35	6	6	6	6	6	6	6	6	3	3	4	6	5	5	5	5	6	7
36	7	7	7	7	7	7	7	7	7	7	7	7	7	7	7	7	7	7
37	6	6	6	6	7	5	6	6	6	6	6	6	6	6	6	6	6	6

No.	c1	c2	c3	c4	c5	d1	d2	d3	d4	d5	e1	e2	e3	e4	e5	e6	e7	e8
38	6	6	6	5	6	6	5	6	6	5	5	6	6	6	5	6	6	3
39	7	7	7	7	7	6	6	6	6	6	6	6	6	6	6	6	6	6
40	6	6	6	7	6	5	5	5	6	5	5	6	6	6	6	6	6	5
41	7	5	6	6	6	6	6	5	6	7	6	6	6	5	6	6	6	6
42	6	6	7	6	7	7	6	7	6	7	7	7	6	7	7	7	6	7
43	7	7	7	7	7	7	6	7	7	7	7	6	7	7	6	7	7	7
44	7	7	7	7	7	7	7	7	7	7	7	7	7	7	7	7	7	7
45	7	7	7	7	7	7	7	6	7	7	7	7	7	7	7	7	7	7
46	7	7	7	6	7	6	7	7	7	7	7	7	7	7	7	7	6	7
47	7	7	7	7	7	6	7	7	7	7	7	7	7	7	7	7	7	7
48	6	4	4	5	4	4	5	5	6	3	6	6	7	7	5	6	6	4
49	7	7	7	7	7	6	7	7	6	6	7	6	7	7	7	7	7	6
50	7	7	6	6	7	6	6	7	7	6	6	6	7	7	6	6	7	6

2. 某研究者测量了 10 名 9 岁小学生的 6 个项目的智力测试得分，见表 5-6，试作因子分析。

表 5-6　某学校小学生 6 项智力测试得分

No.	常识 $x1$	算术 $x2$	理解 $x3$	填图 $x4$	积木 $x5$	译码 $x6$
1	14	13	27	14	23	37
2	10	11	16	14	35	33
3	11	12	18	13	25	38
4	7	7	7	9	20	22
5	14	12	25	11	26	39
6	20	14	21	17	24	36
7	19	16	26	21	38	66
8	9	10	14	9	32	43
9	9	8	15	13	14	47
10	9	9	12	10	23	45

第六章　生存分析和 Cox 回归

　　生存分析(survival analysis)是指根据试验或调查得到的数据对生物或人的生存时间进行分析和推断,研究生存时间和结局与众多影响因素间的关系及其影响程度大小的方法,也称生存率分析或存活率分析。Cox 比例风险回归模型也称 Cox 回归模型,是英国统计学家 D. R. Cox 于 1972 年提出的用于肿瘤和其他慢性病的预后分析、队列研究的病因探索的一个模型。

　　本章将讲述如何在 SPSS 软件里进行生存分析和 Cox 回归。

第一节　生存分析的常用单因素非参数方法

　　例 6-1　某中医院收集了 22 例分别采用中药膏剂联合化疗(甲组)和单纯使用化疗方法(乙组)治疗胰腺癌患者的生存时间(月)(见表 6-1),试估计两组的生存率,并比较两组的生存时间是否相同。

表 6-1　22 名胰腺癌患者两种疗法的生存时间(月)

No.	甲组	乙组	No.	甲组	乙组
1	9	3	7	34	17
2	11[+]	5[+]	8	42	17
3	17	5	9	46	20
4	17	9	10	46	23[+]
5	27	11[+]	11	49[+]	30
6	34	11			

注:+为截尾(或删失)数据。

SPSS 操作步骤:

1. 数据录入

　　(1) 点击变量视图界面进入变量定义,在"名称"列下输入"*group*""*time*""*state*"三个变量,在"标签"列下依次输入"组别""时间""状态"。

　　(2) 在"值"列下对"组别""状态"进行赋值,点击按钮弹出"值标签"对话框。对于"组别",在"值"输入"1","标签"输入"甲组",点击"添加",继续在"值"输入"2","标签"输入"乙组",点击"添加",点击"确定";对于"状态",在"值"输入"1","标签"输入"死亡",点击"添加",继续在"值"输入"0","标签"输入"截尾",点击"添加",点击"确定",见图 6-1。

　　(3) 点击"数据视图",按表 6-1 录入全部数据。见图 6-2。

　　(4) 点击"另存为",选择合适的保存路径。

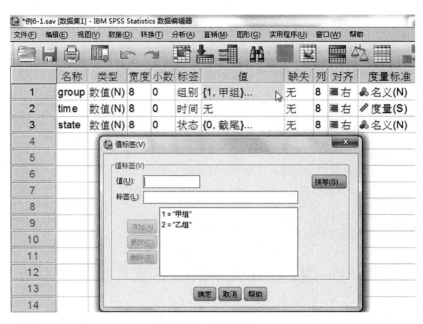

图 6-1 定义变量

	group	time	state
1	1	9	1
2	1	11	0
3	1	17	1
4	1	17	1
5	1	27	1
6	1	34	1
7	1	34	1
8	1	42	1
9	1	46	1
10	1	46	1
11	1	49	0
12	2	3	1
13	2	5	0
14	2	5	1
15	2	9	1
16	2	11	0
17	2	11	1
18	2	17	1
19	2	17	1
20	2	20	1
21	2	23	0
22	2	30	1
23			

图 6-2 数据录入

2. 生存分析

（1）点击"分析"—"生存函数"—"Kaplan-Meier"，弹出"Kaplan-Meier"对话框，见图6-3。

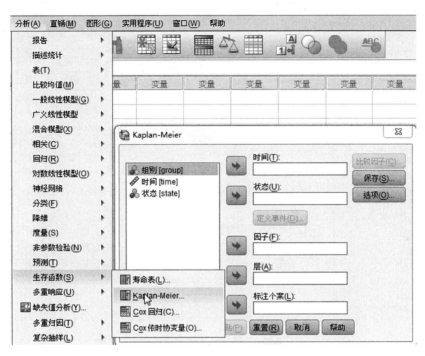

图 6-3　生存分析菜单操作

（2）点击"时间"，把"时间"选入"时间"框；点击"组别"，把"组别"选入"因子"框；点击"状态"，把"状态"选入"状态"框，点击"定义事件"，在"单值"中输入"1"，点击"继续"，见图6-4。

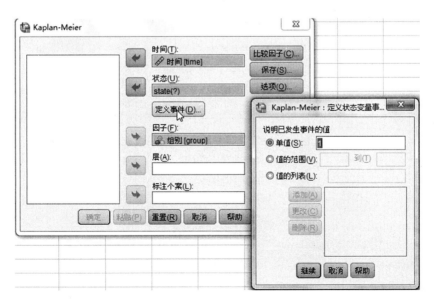

图 6-4　"Kaplan-Meier"对话框

（3）点击"比较因子"，在"检验统计量"复选框中选择"对数秩"和"Breslow"，其他保持默认，点击"继续"，见图6-5。

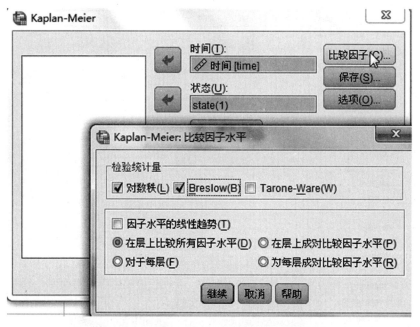

图6-5　"Kaplan-Meier：比较因子水平"对话框

（4）点击"选项"，勾选"生存函数"，其他保持默认，点击"继续"，见图6-6。点击"确定"。

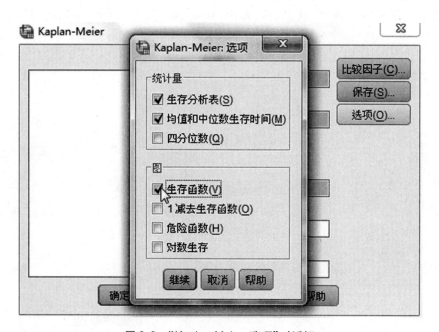

图6-6　"Kaplan-Meier：选项"对话框

3. 结果解读　见图 6-7～图 6-9。

生存表

组别		时间	状态	此时生存的累积比例		累积事件数	剩余个案数
				估计	标准误		
甲组	1	9.000	死亡	.909	.087	1	10
	2	11.000	截尾	.	.	1	9
	3	17.000	死亡	.	.	2	8
	4	17.000	死亡	.707	.143	3	7
	5	27.000	死亡	.606	.154	4	6
	6	34.000	死亡	.	.	5	5
	7	34.000	死亡	.404	.155	6	4
	8	42.000	死亡	.303	.146	7	3
	9	46.000	死亡	.	.	8	2
	10	46.000	死亡	.101	.096	9	1
	11	49.000	截尾	.	.	9	0
乙组	1	3.000	死亡	.909	.087	1	10
	2	5.000	死亡	.818	.116	2	9
	3	5.000	截尾	.	.	2	8
	4	9.000	死亡	.716	.140	3	7
	5	11.000	死亡	.614	.153	4	6
	6	11.000	截尾	.	.	4	5
	7	17.000	死亡	.	.	5	4
	8	17.000	死亡	.368	.163	6	3
	9	20.000	死亡	.245	.148	7	2
	10	23.000	截尾	.	.	7	1
	11	30.000	死亡	.000	.000	8	0

图 6-7　生存表

（1）建立假设：

H_0：两组患者的生存时间相同；

H_1：两组患者的生存时间不同；

$\alpha = 0.05$（双侧检验）。

（2）主要输出结果：

①生存表：从图 6-7 中可看出甲组最短生存时间为 9 个月，状态为死亡，生存率为 0.909，标准误为 0.087，累积死亡 1 例，剩余 10 例未死亡；……；甲组最长生存时间为 49 个月，状态为截尾，累积死亡 9 例，剩余 0 例未死亡。乙组解释同前。

②生存时间估计：从图 6-8 中可以看到，甲组生存时间均数为 32.333，标准误为 4.146，生存时间总体均数的 95% 置信区间为（24.206，40.460）；生存时间中位数为 34.000，标准误为 5.386，总体生存时间中位数的 95% 置信区间为（23.444，44.556）。乙组解释同前。

③从图 6-8 可以看到，LogRank（对数秩）检验 $\chi^2 = 6.058$，$P = 0.014 < 0.05$；Breslow 检

103

生存表的均值和中位数

组别	均值[a]				中位数			
	估计	标准误	95% 置信区间		估计	标准误	95% 置信区间	
			下限	上限			下限	上限
甲组	32.333	4.146	24.206	40.460	34.000	5.386	23.444	44.556
乙组	16.764	3.134	10.622	22.906	17.000	3.976	9.206	24.794
整体	25.511	3.285	19.072	31.949	20.000	5.468	9.282	30.718

a. 如果估计值已删失,那么它将限制为最长的生存时间。

整体比较

	卡方	df	Sig.
Log Rank (Mantel-Cox)	6.058	1	.014
Breslow (Generalized Wilcoxon)	4.729	1	.030

为组别的不同水平检验生存分布等同性。

图 6-8　分析结果

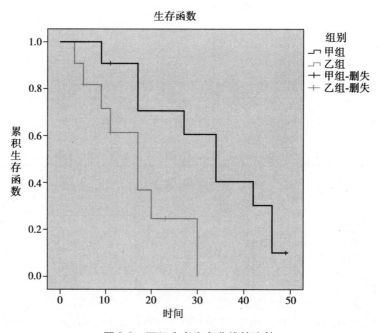

图 6-9　两组患者生存曲线的比较

验 $\chi^2 = 4.729, P = 0.030 < 0.05$,两种方法 P 值均小于 0.05,两组患者的生存时间差异有统计学意义。两组患者生存曲线见图 6-9。

（3）结论:在 $\alpha = 0.05$ 的检验水准下,两组患者的生存时间不同。甲组治疗方法的患者生存时间优于乙组治疗方法的患者生存时间。

例 6-2　某课题组收集了某省份 398 例非小细胞肺癌患者,进行逐年随访观察,随访的生存情况见表 6-2,试计算该省份非小细胞肺癌患者的生存率。

表 6-2 398 例非小细胞肺癌的随访资料

No.	随访年数	死亡人数	截尾人数
1	0 ~	97	0
2	1 ~	82	2
3	2 ~	71	4
4	3 ~	42	11
5	4 ~	25	5
6	5 ~	11	8
7	6 ~	8	6
8	7 ~	6	5
9	8 ~	4	5
10	9 ~	2	4

SPSS 操作步骤：

1. 数据录入

（1）点击变量视图界面进入变量定义，在"名称"列下输入"*year*""*state*""*n*"三个变量，在"标签"列下依次输入"随访年数""状态""例数"。

（2）在"值"列下对"状态"进行赋值，点击按钮弹出"值标签"对话框，在"值"输入"1"，"标签"输入"死亡"，点击"添加"，继续在"值"输入"0"，"标签"输入"截尾"，点击"添加"，点击"确定"，见图 6-10。

（3）点击"数据视图"，按表 6-2 录入全部数据，见图 6-11。

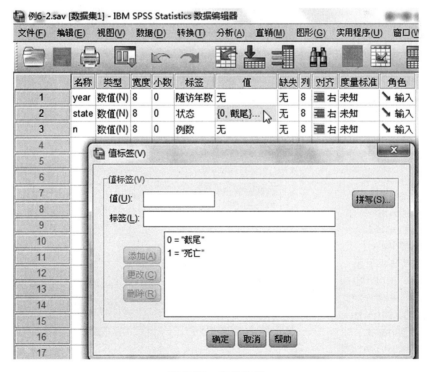

图 6-10　定义变量

105

	year	state	n
1	0	1	97
2	1	1	82
3	2	1	71
4	3	1	42
5	4	1	25
6	5	1	11
7	6	1	8
8	7	1	6
9	8	1	4
10	9	1	2
11	0	0	0
12	1	0	2
13	2	0	4
14	3	0	11
15	4	0	5
16	5	0	8
17	6	0	6
18	7	0	5
19	8	0	5
20	9	0	4
21	.	.	.
22	.	.	.
23			

数据视图　变量视图

图 6-11　数据录入

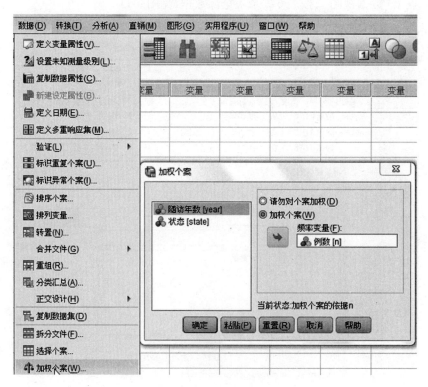

图 6-12　加权个案

（4）点击"另存为"，选择合适的保存路径。

2. 生存分析

（1）点击"数据"—"加权个案"，弹出"加权个案"对话框，选中"加权个案"，点击"例数"，点击右侧箭头，把"例数"选入"频率变量"，点击"确定"，见图6-12。

（2）点击"分析"—"生存函数"—"寿命表"，弹出"寿命表"对话框，见图6-13。

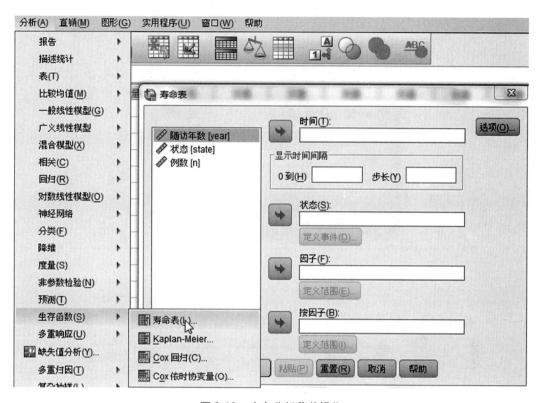

图6-13　生存分析菜单操作

（3）点击"随访年数"，把"随访年数"选入"时间"框；显示时间间隔框前面的输入"100"，后面的步长输入"1"；点击"状态"，把"状态"选入"状态"框，点击"定义事件"，在"单值"中输入"1"，点击"继续"，见图6-14。

（4）点击"选项"，勾选"生存函数"，其他保持默认，点击"继续"，见图6-15。点击"确定"。

3. 结果解读　见图6-16、图6-17。

从图6-16中的年限表第8列可以看到，由期末的累积生存比例得到随访0、1、2、3、4、5、6、7、8、9 年的该省份非小细胞肺癌患者生存率分别为 0.76、0.55、0.37、0.25、0.18、0.14、0.11、0.08、0.06、0.03。从年限表下方可以看到"中位数生存时间为2.27"，即该省份非小细胞肺癌患者死亡人数达一半以上的时间为2.27 年。从图6-17可以看到该省份非小细胞肺癌患者生存曲线。

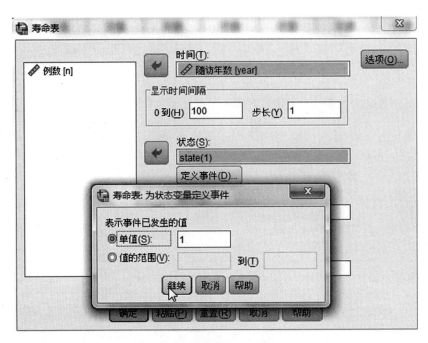

图 6-14　"寿命表"对话框

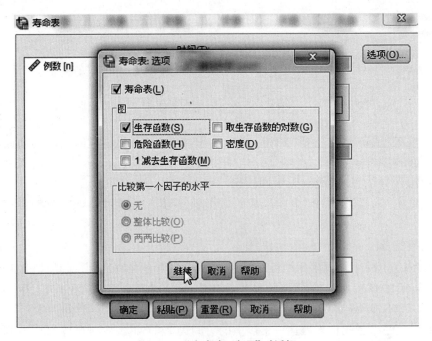

图 6-15　"寿命表：选项"对话框

生存变量: 随访年数

年限表ª

期初时间	期初记入数	期内退出数	历险数	期间终结数	终结比例	生存比例	期末的累积生存比例	期末的累积生存比例的标准误	概率密度	概率密度的标准误	风险率	风险率的标准误
0	398	0	398.000	97	.24	.76	.76	.02	.244	.022	.28	.03
1	301	2	300.000	82	.27	.73	.55	.02	.207	.020	.32	.03
2	217	4	215.000	71	.33	.67	.37	.02	.181	.019	.40	.05
3	142	11	136.500	42	.31	.69	.25	.02	.113	.016	.36	.06
4	89	5	86.500	25	.29	.71	.18	.02	.074	.014	.34	.07
5	59	8	55.000	11	.20	.80	.14	.02	.036	.011	.22	.07
6	40	6	37.000	8	.22	.78	.11	.02	.031	.011	.24	.09
7	26	5	23.500	6	.26	.74	.08	.02	.029	.011	.29	.12
8	15	5	12.500	4	.32	.68	.06	.02	.027	.012	.38	.19
9	6	4	4.000	2	.50	.50	.03	.02	.029	.016	.67	.44

a. 中位数生存时间为 2.27

图 6-16　结果

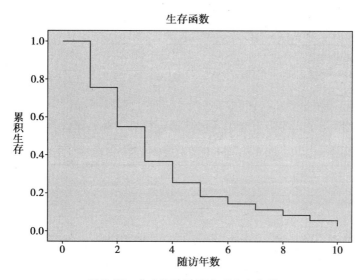

图 6-17　非小细胞肺癌患者生存曲线

练习题

1. 某研究者将 16 名结肠癌患者采用随机数字表随机分为两组,A 组采用单纯西药治疗,B 组采用中西医结合法治疗,从缓解出院日开始进行随访,得到患者的资料见表 6-3。试估计两种治疗方案的生存率,比较两组治疗方案效果的优劣。

表 6-3　16 名结肠癌患者生存时间(月)

No.	A 组	B 组	No.	A 组	B 组
1	10	25	5	44	73[+]
2	16	33	6	36[+]	45[+]
3	50	51	7	52	71[+]
4	33	67	8	62	49

注:+为截尾(或删失)数据。

2. 某临床医师收集了 36 名乳腺癌患者接受甲、乙两种治疗的生存时间(见表 6-4),试估计两种疗法的生存率,并比较两种疗法的生存曲线是否有差别?

表 6-4 36 名乳腺癌患者生存时间(月)

甲组	乙组	甲组	乙组
7	18	31	50[+]
7[+]	20	38	52[+]
8	21	42	64
18	22	50[+]	67[+]
21	24	55	69[+]
22	30	56	71
24[+]	34	57[+]	73
25[+]	38	58[+]	75[+]
28[+]	43	64	78

注:+为截尾(或删失)数据。

3. 某研究组随访了 368 例胃癌患者的随访资料见表 6-5,试计算胃癌患者的生存率。

表 6-5 368 例胃癌患者的随访资料

No.	术后年数	死亡例数	截尾例数
1	0 ~	90	4
2	1 ~	85	2
3	2 ~	61	5
4	3 ~	36	16
5	4 ~	12	10
6	5 ~	8	8
7	6 ~	3	5
8	7 ~	9	4
9	8 ~	5	3
10	9 ~	0	2

4. 某研究组搜集了 465 例安装心脏起搏器患者的临床资料(见表 6-6),试计算患者的生存率并绘制生存曲线。

表 6-6 465 例安装心脏起搏器患者临床资料

生存年数	死亡人数	截尾人数	生存年数	死亡人数	截尾人数
0 ~	91	5	6 ~	14	8
1 ~	85	10	7 ~	16	6
2 ~	54	13	8 ~	12	8
3 ~	33	15	9 ~	13	7
4 ~	19	11	10 ~	11	10
5 ~	15	9			

第二节　Cox 回归模型

例6-3　某研究组为了研究宫颈癌术后的主要预后因素,随访观察了 41 例宫颈癌术后患者生存时间、生存结局和影响因素,其中影响因素包括年龄、淋巴结转移、组织学类型、浸润程度、是否复发、生存时间、生存状态,影响因素的赋值见表 6-7,所收集的资料见表 6-8。试用 Cox 回归模型进行分析。

表 6-7　宫颈癌的影响因素及赋值

因素	变量名	赋值说明
年龄	$x1$	$<50=1,50\sim60=2,60\sim70=3,\geqslant70=4$
组织学类型	$x2$	低分化 $=1$,高分化 $=2$
是否复发	$x3$	否 $=0$,是 $=1$
生存时间	t	(月)
生存状态	y	截尾 $=0$,死亡 $=1$

表 6-8　42 名宫颈癌患者的生存时间及影响因素

No.	x1	x2	x3	t	y	No.	x1	x2	x3	t	y
1	2	1	0	49	0	22	3	1	0	36	0
2	4	1	0	51	0	23	1	1	1	37	1
3	3	1	1	60	1	24	2	1	1	37	1
4	1	1	0	60	0	25	3	1	1	38	1
5	1	1	0	60	0	26	2	1	1	38	1
6	4	1	0	61	0	27	2	1	0	38	0
7	2	1	0	65	1	28	1	1	0	39	0
8	2	2	0	89	1	29	2	2	1	54	1
9	3	1	1	45	1	30	4	1	0	55	1
10	2	1	0	46	0	31	1	1	0	60	1
11	1	2	0	47	1	32	1	1	0	39	0
12	4	1	1	48	1	33	3	2	0	39	0
13	2	2	1	48	1	34	1	1	0	39	0
14	1	1	0	108	1	35	3	1	1	41	1
15	3	2	0	29	0	36	2	1	1	43	1
16	2	1	1	31	1	37	1	1	0	43	0
17	3	1	0	33	1	38	2	1	0	92	1
18	2	1	0	34	0	39	1	2	1	96	1
19	3	1	1	34	1	40	2	1	0	104	1
20	4	1	1	35	1	41	1	1	0	107	1
21	4	1	1	36	1	42	4	0	1	30	1

SPSS 操作步骤：

1. 数据录入

（1）点击变量视图界面进入变量定义，在"名称"列下输入"no""$x1$""$x2$""$x3$""t""y"等变量，在"标签"列下依次输入"编号""年龄""组织学类型""是否复发""生存时间""生存状态"。

（2）在"值"列下分别对"年龄"等变量进行赋值，点击按钮弹出"值标签"对话框。对于"年龄"，在"值"输入"1"，"标签"输入"<50"，点击"添加"，在"值"输入"2"，"标签"输入"50 ~ 60"，点击"添加"，在"值"输入"3"，"标签"输入"60 ~ 70"，点击"添加"，在"值"输入"4"，"标签"输入"≥70"，点击"添加"，点击"确定"，见图6-18。"组织学类型""是否复发"和"生存状态"三个变量的赋值请参考表6-7，软件操作步骤类似。

（3）点击"数据视图"，按表6-8录入全部数据，见图6-19。

（4）点击"另存为"，选择合适的保存路径。

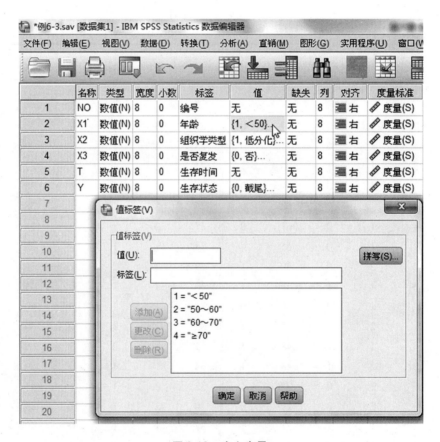

图6-18　定义变量

2. 生存分析

（1）点击"分析"—"生存函数"—"Cox 回归"，弹出 Cox 回归对话框，见图6-20。

（2）点击"t"，把"t"选入"时间"框；点击"$x1$""$x2$""$x3$"，把"$x1$""$x2$""$x3$"选入"协变量"框；点击"y"，把"y"选入"状态"框，点击"定义事件"，在"单值"中输入"1"，点击

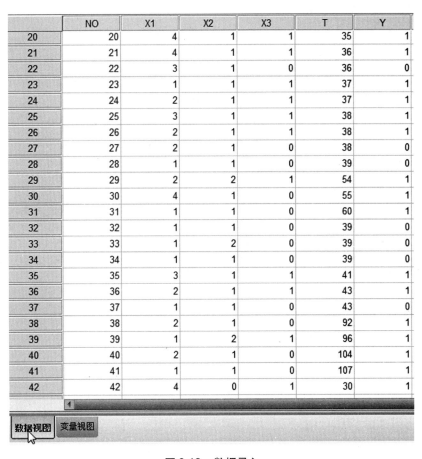

	NO	X1	X2	X3	T	Y
20	20	4	1	1	35	1
21	21	4	1	1	36	1
22	22	3	1	0	36	0
23	23	1	1	1	37	1
24	24	2	1	1	37	1
25	25	3	1	1	38	1
26	26	2	1	1	38	1
27	27	2	1	0	38	0
28	28	1	1	0	39	0
29	29	2	2	1	54	1
30	30	4	1	0	55	1
31	31	1	1	0	60	1
32	32	1	1	0	39	0
33	33	1	2	0	39	0
34	34	1	1	0	39	0
35	35	3	1	1	41	1
36	36	2	1	1	43	1
37	37	1	1	0	43	0
38	38	2	1	0	92	1
39	39	1	2	1	96	1
40	40	2	1	0	104	1
41	41	1	1	0	107	1
42	42	4	0	1	30	1

数据视图　变量视图

图 6-19　数据录入

"继续",见图 6-21。

（3）"方法"下拉列表里可以选择筛选自变量的方法,有"进入（全部协变量一起进入分析）""向前:条件（基于条件参数每次增加一个协变量进入分析）""向前:LR（基于偏最大似然估计每次增加一个协变量进入分析）""向前:$Wald$（基于 $Wald$ 参数统计量每次增加一个协变量进入分析）""向后:条件（基于条件参数每次减少一个协变量进入分析）""向后:LR（基于偏最大似然估计每次减少一个协变量进入分析）""向后:$Wald$（基于 $Wald$ 参数统计量每次减少一个协变量进入分析）",有截尾数据时,通常采用"向前:LR"法,见图 6-22。

（4）点击"绘图",勾选"生存函数",见图 6-23,点击继续。

（5）点击"选项",在"模型统计量"框勾选"CI 用于 $\exp(B)95\%$",其他保持默认,点击"继续",见图 6-24。点击"确定"。

3. 结果解读

（1）从图 6-25 里的"模型系数的综合测试"表中可以看到:逐步回归进行了两步,第二步得到"−2 倍对数似然值" = 120.804,整体卡方值 = 25.780,$P<0.05$;经两步自变量筛选,第二步卡方的变化值（即"从上一步骤开始更改"的卡方值）为 5.297,$P=0.021<0.05$,差异有统计学意义,拒绝零假设,即第二步的模型优于第一步的模型。

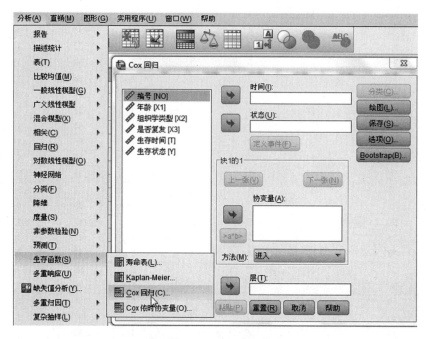

图 6-20 Cox 回归菜单操作

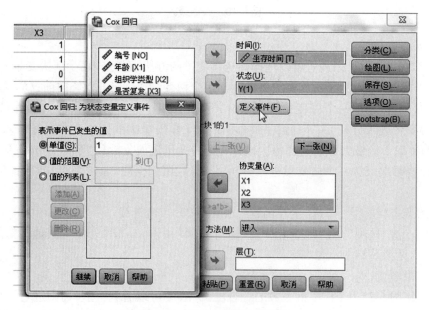

图 6-21 "Cox 回归"对话框

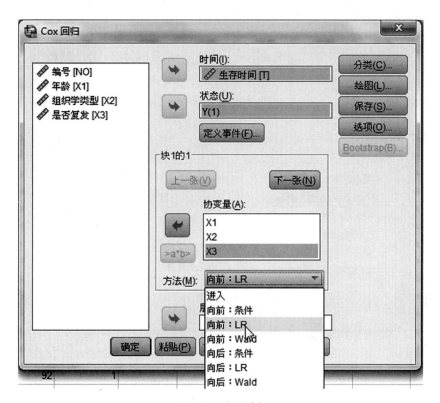

图 6-22　方法选择

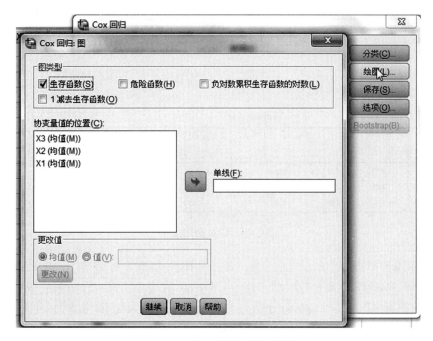

图 6-23　"Cox 回归:图"对话框

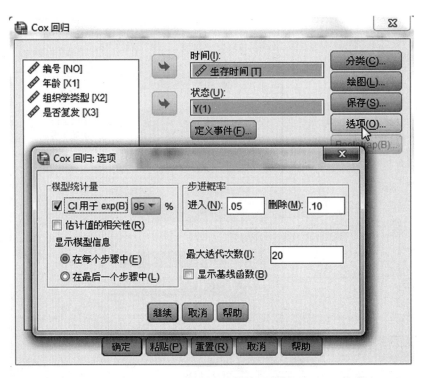

图 6-24　"Cox 回归:选项"对话框

模型系数的综合测试[c]

步骤	-2 倍对数似然值	整体 (得分)			从上一步骤开始更改			从上一块开始更改		
		卡方	df	Sig.	卡方	df	Sig.	卡方	df	Sig.
1[a]	126.101	21.360	1	.000	18.870	1	.000	18.870	1	.000
2[b]	120.804	25.780	2	.000	5.297	1	.021	24.167	2	.000

a. 在步骤编号 1: X3 处输入变量

b. 在步骤编号 2: X1 处输入变量

c. 起始块编号 1. 方法 = 向前逐步 (似然比)

方程中的变量

		B	SE	Wald	df	Sig.	Exp(B)	95.0% CI 用于 Exp(B)	
								下部	上部
步骤 1	X3	1.875	.459	16.659	1	.000	6.519	2.650	16.039
步骤 2	X1	.499	.218	5.238	1	.022	1.648	1.074	2.527
	X3	1.786	.469	14.478	1	.000	5.967	2.378	14.975

图 6-25　Cox 回归结果

（2）从图 6-25 里的"方程中的变量"表可以看到:步骤 2 得到 $x1$、$x3$ 的偏回归系数为 0.499、1.786,$Wald$ 统计量分别为 5.238、14.478,P 值均小于 0.05,故宜保留在方程中。由 $x1$、$x3$ 的相对风险 $RR = Exp(B)$ 分别为 1.648、5.967,均大于 1,可认为"年龄"与"是否复发"是宫颈癌的死亡风险因素。年龄每增加一级,其死亡风险增加 1.648 倍,如果复发则死亡风险增加 5.967 倍。

（3）由偏回归系数可以写出 Cox 回归方程为:$h(t,x) = h_0(t)\exp(0.499x1 + 1.786x3)$。

练习题

1. 为了研究某类型心脏病的危险因素(高血压病史、糖尿病史),研究者收集了 60 例患者的预后生存情况,各种因素及赋值情况见表 6-9,所收集的资料见表 6-10。试用 Cox 回归模型进行分析。

表 6-9 心脏病的影响因素及赋值

因素	变量名	赋值说明
高血压病史	$x1$	否 =0,是 =1
糖尿病病史	$x2$	否 =0,是 =1
生存时间	t	(月)
生存状态	y	截尾 =0,死亡 =1

表 6-10 60 名心脏病患者的生存时间及影响因素

No.	$x1$	$x2$	t	y	No.	$x1$	$x2$	t	y
1	0	1	77	1	31	0	0	72	0
2	0	0	27	0	32	0	0	41	0
3	1	0	47	1	33	0	0	93	1
4	1	0	75	1	34	1	1	43	1
5	1	0	86	1	35	1	0	35	1
6	0	1	16	0	36	0	1	75	1
7	0	0	44	0	37	1	1	22	1
8	1	0	55	1	38	1	1	54	1
9	1	0	64	1	39	0	0	43	0
10	0	0	90	0	40	1	0	48	1
11	1	0	75	0	41	1	0	83	0
12	0	0	63	1	42	0	0	53	1
13	1	1	30	1	43	1	1	35	1
14	0	1	70	1	44	1	0	70	1
15	0	0	74	1	45	0	0	93	0
16	1	0	93	1	46	0	0	90	1
17	1	0	52	1	47	1	1	25	1
18	1	0	84	1	48	1	0	42	1
19	0	1	75	1	49	1	1	37	1
20	0	0	94	0	50	0	0	70	1
21	1	0	39	1	51	0	1	46	1
22	1	0	74	1	52	1	0	60	1
23	1	0	45	1	53	0	0	64	1
24	1	0	95	1	54	0	0	90	1
25	0	1	71	1	55	1	0	81	1
26	1	0	85	1	56	1	1	30	1
27	0	0	100	0	57	0	0	75	0
28	0	1	51	1	58	1	1	29	1
29	1	1	24	1	59	0	0	19	0
30	0	0	40	0	60	0	1	94	1

2. 为了探讨食道癌的预后,某研究组随访了 40 例食道癌术后患者,随访内容包括病人的年龄、吸烟、饮酒、复发时间、结局,其赋值见表 6-11,所收集的资料见表 6-12。试用 Cox 回归模型进行分析。

表 6-11　食道癌的影响因素及赋值

因素	变量名	赋值
年龄	$x1$	（岁）
吸烟	$x2$	否=0,是=1
饮酒	$x3$	否=0,是=1
复发时间	t	（月）
结局	y	截尾=0,复发=1

表 6-12　40 名食道癌术后患者的复发时间及影响因素

No.	$x1$	$x2$	$x3$	t	y	No.	$x1$	$x2$	$x3$	t	y
1	67	0	0	131	1	21	56	0	1	51	1
2	51	0	1	89	0	22	65	1	0	59	1
3	43	1	0	56	0	23	26	0	0	156	0
4	44	1	1	34	0	24	39	0	0	224	0
5	45	0	0	255	1	25	32	0	0	261	1
6	31	1	0	47	0	26	40	1	0	52	0
7	43	1	0	68	0	27	59	1	1	58	0
8	34	1	1	22	0	28	48	0	0	62	1
9	46	0	0	71	0	29	53	1	0	66	0
10	45	1	0	68	0	30	45	0	1	44	1
11	61	1	1	45	0	31	50	1	0	59	1
12	67	0	1	41	0	32	51	0	1	69	0
13	44	0	0	138	0	33	58	0	1	60	1
14	47	1	0	78	0	34	43	1	0	55	0
15	47	0	0	64	0	35	37	0	1	78	0
16	56	1	1	25	1	36	52	1	0	23	0
17	45	0	0	36	0	37	43	0	0	99	1
18	52	1	1	44	0	38	34	1	1	29	1
19	45	0	1	67	0	39	30	0	1	77	0
20	51	0	1	42	1	40	50	1	1	27	1

第七章 Meta 分析

循证医学(evidence based medicine,EBM)是现代临床医疗诊治决策的科学方法,系统评价与 Meta 分析方法目前发展非常快。Meta 分析中文译为"荟萃分析",英文定义是"The statistical analysis of large collection of analysis results from individual studies for the purpose of integrating the findings."中文译为:对具备特定条件的、同课题的诸多研究结果进行综合的一类统计方法。本章主要针对 RCT 研究,采用 Revman 软件进行演示,本章按照 Revman 软件的下载与安装、综述文件新建、文献质量评价、二分类与连续性资料 Meta 分析实践以及发表偏倚分析的思路进行讲解。

第一节 Revman 软件下载与安装

一、软 件 下 载

可以登录 Cochrane 网站(http://community.cochrane.org/help/tools-and-software/revman-5/revman-5-download),如图 7-1,选择适合电脑系统的 Revman 软件版本进行下载。

RevMan 5 download

Home > Help > Tools and software > RevMan 5 > RevMan 5 download

- Tools and software
  - Archie
  - Cochrane Crowd
  - CRS (Cochrane Register of Studies)
  - Covidence
  - EPPI-Reviewer
  - Evidence Pipeline
  - GRADEpro GDT
  - Linked Data
  - PICO annotation
  - Project Transform
  - RevMan 5
    - Download
    - Support
  - RevMan Web
  - RWJF Evidence Systems
  - Systematic Review Toolbox
  - TaskExchange

RevMan 5 is available for download as locally installed software (current version: 5.3.5).

Please ensure you read the below instructions carefully before downloading.

- If you encounter any issues during the installation process, please refer to the FAQ section before contacting the support team.
- We can only offer RevMan 5 support to registered Cochrane authors. If you are not yet active with a Cochrane Group, but would like to become involved, you can Join Cochrane ⎘.
- Please report any problems you find using "Report a problem" in the Help menu of RevMan 5 or through the Problem Reporting Form.

Step 1: Download the installation file

Download the file that matches your operating system:

Windows	Linux	Mac OS X
	Download	Download
		Java 8 version for OS X 10.13 (High Sierra) and higher with bundled Java 8
Download 32 bit version - will work on all Windows		

图 7-1 Revman 软件下载地址

二、软件安装

Revman 安装比较简单,只要双击下载下来的原程序,按照指示进行选择与"Next"即可,安装完成桌面会产生 Revman5 的图标,如图 7-2,如果没有图标,则可以通过程序选项,找到 Revman5 安装后的图标。

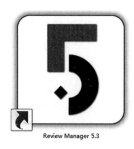

图 7-2　Revman 图标

第二节　数据构建与文献质量评价

一、新建综述文件

1. 双击 Revman 图标,在弹出界面点击菜单 File-new,如图 7-3 操作后,弹出图 7-4,点击"Next"。

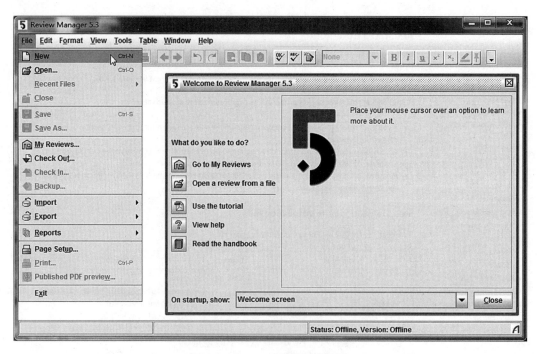

图 7-3　Revman 启动后主页面

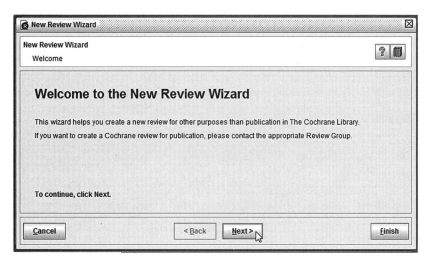

图 7-4　新建综述文件向导窗口

2. 上一步后,弹出图 7-5,选择"Interventonreview"后点击"Next"。弹出新建综述文件命名窗口,如图 7-6。Revman 提供了 4 种文献命名的方式,读者可以根据自己的习惯进行填写,同时因为我们主要是利用 Revman 软件帮助我们进行 Meta 分析,而不是直接写文章发表,所以此处不用刻意要求多么准确,适当填写即可。

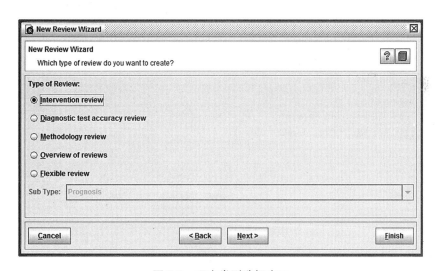

图 7-5　研究类型选择窗口

3. 图 7-6 点击"Next"后,弹出图 7-7,综述方案与全文选择对话框,此处选择"Fullreview"后,点击"Finish"按钮,弹出刚才新建的综述文件,如图 7-8。

二、文 献 录 入

在综述文件新建完毕之后,只是在 Revman 中构建了一个框架,现在我们需要把本次 Meta 分析所纳入的几篇参考文献录入 Revman。

1. 为方便讲解,请将图 7-8 中左侧导航栏全部收起,如图 7-9。然后按照如下操作:

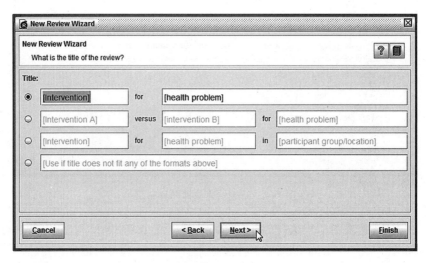

图 7-6　新建综述文件命名窗口

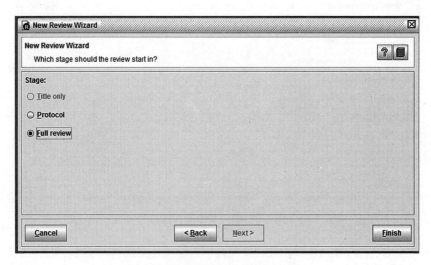

图 7-7　系统综述全文与方案选择窗口

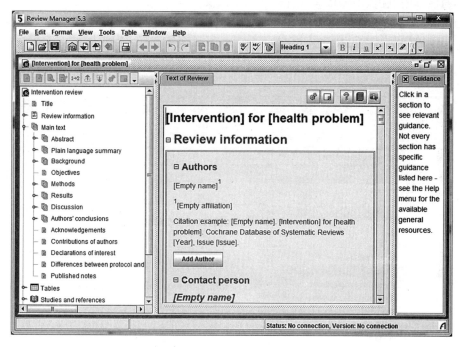

图 7-8 新建综述文件主界面

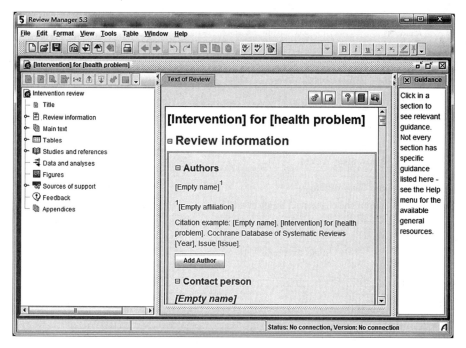

图 7-9 新建综述文件主界面（导航栏收起后）

2. 图 7-9 中,点击"Tables"展开,如图 7-10,右键点击"Characteristicsof Includedstudies",在弹出对话框中点击"AddStudy"按钮,弹出录入文献窗口,如图 7-11。请在图 7-11 中录入"Tom2010",表示该篇文献为 Tom 在 2010 年发表。请重复此步操作,再录入"Jack2011","Peter 2012"和"David 2013"。

3. 录入完毕,点开左侧导航栏,将会出现刚才录入的 4 篇文献,如图 7-12。

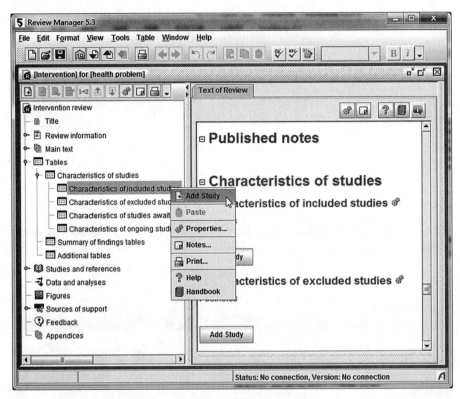

图 7-10　添加新研究

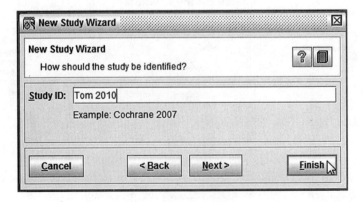

图 7-11　录入文献窗口

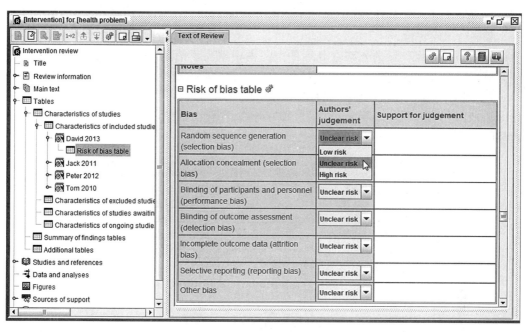

图 7-12　风险偏倚评价窗口

三、文献质量风险评价

1. 点击图 7-12 左侧导航栏中"David2013"下面的"Riskofbiastable",右侧将会展现出风险评价表,共有 7 条栏目,每条栏目可以选择"Lowrisk","Unclearrisk"和"Highrisk",分别代表该条目的低风险、不清楚风险和高风险,具体如何选择,请参照 Cochrane 协作网的偏倚风险评价工具(图 7-13)。

Cochrane协作网的偏倚风险评价工具

评价条目	评价内容描述	作者判断
①随机分配方法	详细描述产生随机分配序列的方法,有助于评估组间可比性	随机分配序列的产生是否正确?
②分配方案隐藏	详细描述隐藏随机分配序列的方法,以助于判断干预措施分配情况是否可预知	分配方案隐藏是否完善?
③盲法(研究对象、治疗方案实施者、研究结果测量者,针对每一研究结果评估)	描述对受试者或试验人员实施盲法的方法,以防止他们知道受试者接受的干预措施。提供判断盲法是否成功的相关信息	盲法是否完善?
④结果数据的完整性(针对每一研究结果评估)	报告每个主要结局指标的数据完整性,包括失访和退出的数据。明确是否报告失访/退出、每组人数(与随机入组的总人数相比)、失访/退出原因,是否采用ITT分析	结果数据是否完整?
⑤选择性报告研究结果	描述选择性报告结果的可能性(由系统评价作者判断)及情况	研究报告是否提示无选择性报告结果?
⑥其他偏倚来源	除以上5个方面,是否存在其他引起偏倚的因素?若事先在计划书中提到某个问题或因素,应在全文中作答	研究是否存在引起高度偏倚风险的其他因素?

图 7-13　Cochrane 协作网的偏倚风险评价工具

2. 请按照上一步操作,逐个对"Tom2010"、"Jack2011"、"Peter2012"和"David2013"4篇文献进行风险评价,本节主要演示风险评估图的制作,请读者随意填写,但请注意,当读者选择"Unclearrisk"后,请务必在其后的空白框中填写不清楚的说明,此处仅作演示,故随意填写一个字母通过即可,如果不填写,在风险途中将会有空白。

3. 风险图制作右键点击图 7-14 左侧导航栏中的"Figure"图标,点击"AddFigure",弹出图 7-15,先选择"Riskofbiasgraph"后选择"Next",在弹出框中选择"Finish",Revman 将做出风险比例图,如图 7-16。

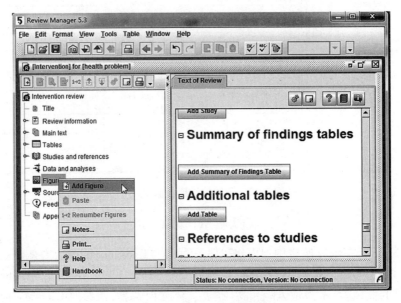

图 7-14　添加新的图

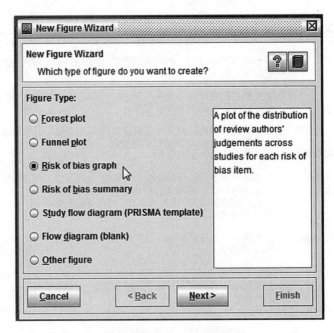

图 7-15　Revman 作图选项框

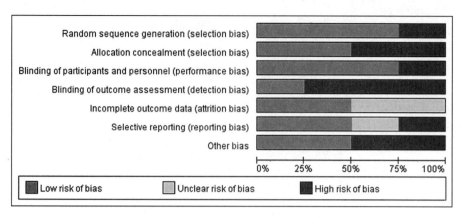

图 7-16　风险比例图

图 7-16 和图 7-17 中,■ 表示低风险,□ 表示不清楚风险,■ 表示高风险。如果前面勾选风险时,选择了"unclearrisk"但没有进行备注说明,则两图中的黄色部分将显示白色空白。

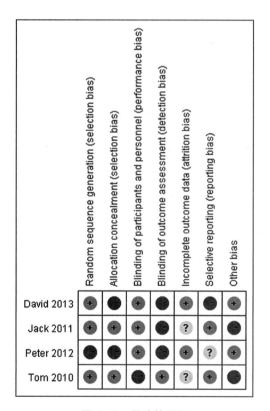

图 7-17　风险摘要图

第三节　二分类资料 Meta 分析

上一节讲解了如何在 Revman 中录入文献并进行文章风险质量评价,本节将对研究效应指标为二分类资料的例子进行 Meta 分析。

例 7-1　有研究者研究太极拳对预防老年人跌倒发生率的影响,获取符合要求的 4 篇文献,资料整理见表 7-1。

表 7-1　太极拳预防老年人跌倒发生率比较

Study *ID*	太极拳组跌倒人数	太极拳组总人数	对照组跌倒人数	对照组总人数
Voukelatos2007	71	347	81	337
Taylor2012	111	220	140	231
Li2005	38	73	73	93
Faber2006	45	78	40	64

Revman 分析操作如下:

1. 录入数据文件,参照第二节进行,完成后在图 7-18 中左侧导航栏里的"Dataandan-alyses"点击鼠标右键,在弹出的对话框中点击"AddComparison",即添加一个比较的结果。之后软件会弹出"添加新的比较命名窗口",如图 7-19 所示,本例我们取名称为"Taiji",然后点击"Finish"。

2. 回到图 7-20 的主对话框,点击展开左侧导航栏中的"Dataandanalyses",看到下面已经有个刚才定义的比较"Taiji",右键点击"Taiji",在弹出框中点击"AddOutcome",即添

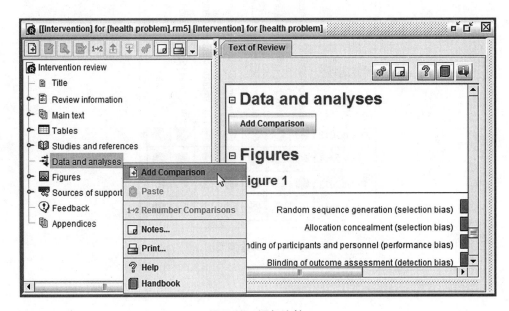

图 7-18　添加比较

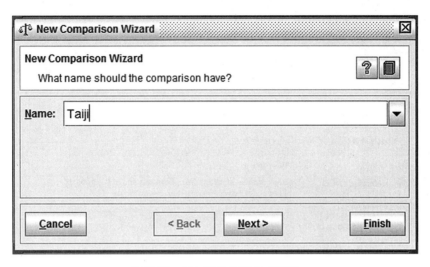

图 7-19　添加新的比较命名窗口

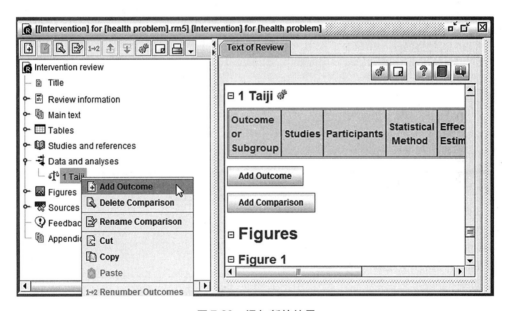

图 7-20　添加新的结局

加一个结局指标,此时弹出图 7-21 对话框,因为本例为二分类数据,所以选择第一个"Di-chotomous"数据类型。

3. 在图 7-21 中选择"Next",弹出图 7-22,在"Name"框中输入结局指标"有效率",然后直接点击"Finish"按钮,弹出图 7-23。

4. 右键展开图 7-23 中比较"Taiji",可以看到新建的结局指标"有效率",同时在右侧面板中展现出数据录入的格式以及森林图面板,如图 7-24,现在只需要将数据录入,所有结果将会瞬间呈现。

右键点击结局指标"有效率",弹出框选择"AddStudyData",弹出图 7-25 文献选择窗口,将前面录入的 4 篇文献全部选中,点击"Finish"。

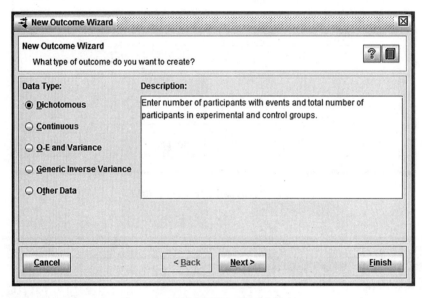

图 7-21　结局变量指标类型选择窗口

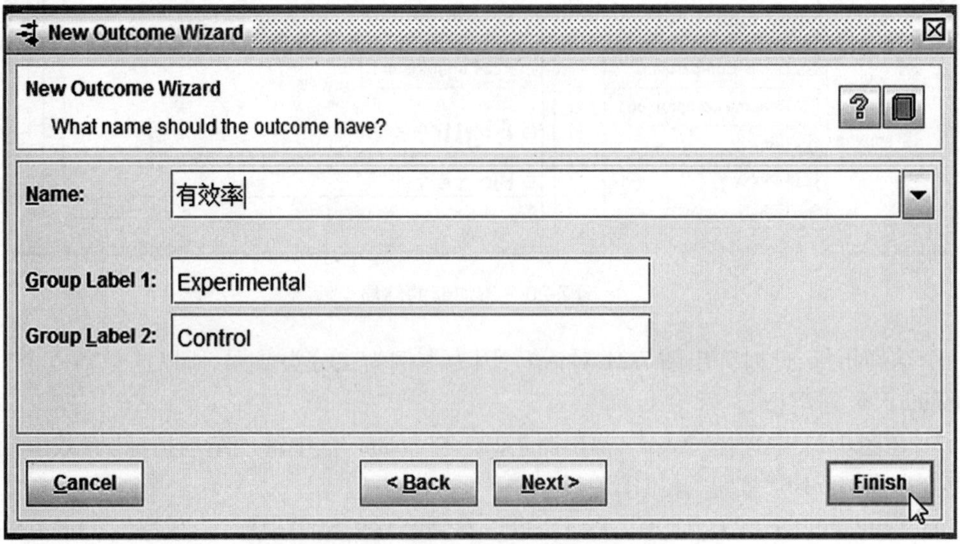

图 7-22　结局指标变量命名窗口

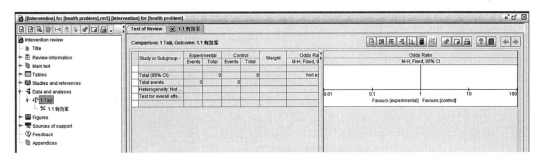

图 7-23　定义新的结局指标后主界面

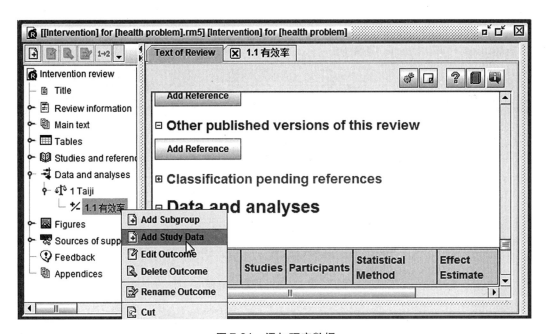

图 7-24　添加研究数据

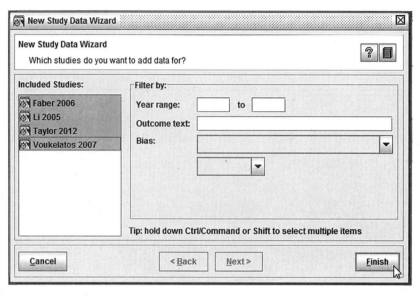

图 7-25　文献选择窗口

5. 弹出图 7-26，将表 7-1 中的数据录入，逐个手工输入，也可以全部复制后，点第一个空白格右键选择粘贴。数据录入后，合并效应量和森林图立刻呈现，如图 7-27。

Text of Review ☒ **1.1 有效率**

Comparison: 1 Taiji, Outcome: 1.1 有效率

Study or Subgroup	Experimental		Control		Weight	Odds Ratio
	Events	Total	Events	Total		M-H, Fixed, 95% CI
☑ Faber 2006	0	0	0	0		Not estimable
☑ Li 2005	0	0	0	0		Not estimable
☑ Taylor 2012	0	0	0	0		Not estimable
☑ Voukelatos 2007	0	0	0	0		Not estimable
Total (95% CI)		0		0		Not estimable
Total events	0		0			
Heterogeneity: Not applicable						
Test for overall effect: Not appli...						

图 7-26　文献选择后主界面

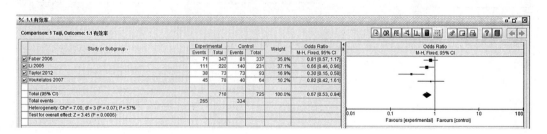

图 7-27　录入数据后主界面

6. 因为本例研究为队列研究,因此应该选择 *RR* 值,请点击森林图上部的 *OR* 值按钮进行转换至 *RR* 值,此时左侧的合并效应量和森林图都随着发生变化。常见按钮如图 7-28。图中第一个按钮用于添加新的研究;第二个按钮是用于二分类资料的 *OR*、*RR* 和 *RD* 的转换;第三个按钮是固定效应与随机效应模型的转换;第四个按钮为森林图的制作;第五个按钮是制作漏斗图;第六个按钮为计算器,用于相关效应指标的计算;第七个按钮为文献质量风险图,如果点击将会在森林图中添加文献质量的风险图。本例点击风险图按钮,效应指标选择 *RR*,然后点击第四个森林图按钮,弹出图 7-29。图 7-29 森林图下部有一个滑块,左右拖动可以调整图中线条的比例,可以调整后点击森林图按钮制作一个相对美观的森林图。

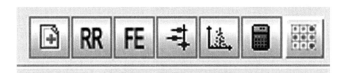

图 7-28　常用工具栏

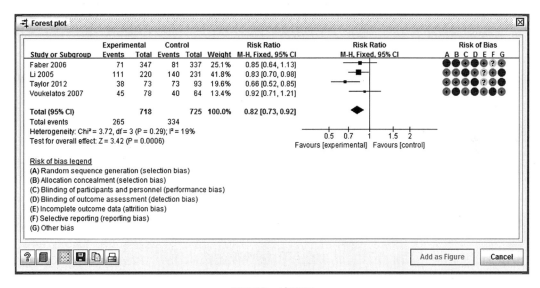

图 7-29　森林图

图中 StudyorSubgroup 为纳入的研究,Experimental 表示实验组,Control 表示对照组,Events表示目标事件发生数,Total 表示组总例数,Total(95% *CI*)表示总的合并效应量,本例合并 *RR* 为 0.82(0.73,0.92),表示打太极拳能够预防老年人跌倒的发生。Heterogeneity:为异质性检验,Revman 计算两个指标 $CHI^2 = 3.72$,$P = 0.29$ 和 $I^2 = 19\%$,判断标准为 $P > 0.1$,$I^2 < 50\%$ 则异质性可以接受,如果 $P < 0.1$,$I^2 > 50\%$,表示研究之间的异质性过大,不适合进行合并计算效应量。本例异质性较小,可以进行合并。异质性产生原因包括研究对象异质性、方法学异质性和统计学异质性,如果异质性过大需要对原始研究的文献仔细阅读,探讨其异质性的可能来源,并选用亚组分析、敏感性分析、Meta 回归等方法进行异质性的识别。如果经过上述流程也未能发现异质性产生的原因,则采用随机效应模型进行合并分析。很多人一旦发现异质性较大,直接采用随机效应模型而不去探寻异质性来源,是不稳妥的。

森林图中每一条线代表一个研究,线的长短代表其 95% 可信区间,线中间蓝色框的大小代表其权重大小;最右侧为风险图,其中 A、B、C、D、E、F、G 的解释见图 7-29 下部的备注。森林图可以进行编辑,请点击右侧上部的齿轮按钮进行设置,此处不述。

7. 点击漏斗图按钮,弹出图 7-30。漏斗图主要用于反映研究文献是否存在发表偏倚,图中每个点代表一篇文献,研究样本量越大越靠近三角的顶部,当圆点对称分布并均落在两条虚线内部时表示发表偏倚较小可以接受。但漏斗图只是对发表偏倚的一种定性判断,一般在文章篇数达到 10 篇以上才运用,文章较少时一般采用 Begger 或者 Egger 检验,这两种检验 Revman 目前还不可以计算,可以用 Stata 软件。

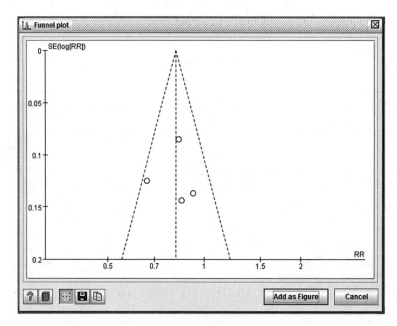

图 7-30　漏斗图

第四节　连续性资料 Meta 分析

医学研究结局指标的资料类型包括计数资料、等级资料和计量资料,计数资料中常见的二分类资料在第三节已经阐述,等级资料通常转化为二分类资料进行分析,本节讲解计量资料中常见的连续性资料 Meta 分析的实现。

例 7-2　在上述太极拳预防老年人跌倒发生率的研究中,还有一个结果变量为老年人起立行走时间的比较,行走时间为连续性变量,结果数据见表 7-2。

在例 7-1 操作的基础上,Revman 操作如下:

1. 因为表 7-2 中的 2 篇文献在研究二分类变量时已经录入,因此需要把文献"Tousignant 2011"录入,参照第二节内容,继续添加 1 篇研究文献"Tousignant 2011"。

表7-2 太极拳改善老年人起立行走时间比较

Study ID	太极拳组			对照组		
	$\bar{x}$	s	n	$\bar{x}$	s	n
Tousignant 2011	3.2	7.2	26	1.7	7.9	34
Taylor 2012	0.9	3.1	233	0.3	3.5	231
Li 2005	0.8	2.3	125	0.01	2.5	131

2. 主界面找到"Taiji"后点击鼠标右键,在弹出框里点击"AddOutcome",如图7-31,随后弹出图7-32。然后选择"Continuous",表示变量类型是连续性变量,点击"Next",弹出新建结果变量名称命名窗口如图7-33所示,在"Name"框中输入"站立时间"后点击"Finish"按钮,返回主界面。

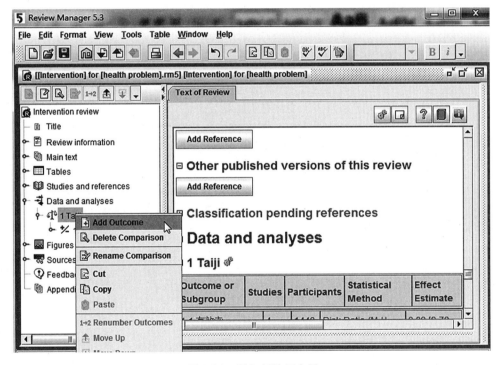

图7-31 添加新结局变量

3. 在主界面图7-34中,找到刚建立的结果指标"站立时间",右键点击"AddStudyData",弹出图7-35,如图选择文献,点击"Finish"弹出图7-36。

4. 在图7-36中,将表7-2中的数据,按照文献对应的方式录入,即可得到合并效应量与森林图,连续性资料合并效应量包括MD(均值差)和SMD(标化均值差),本例因为均值相差悬殊,因此选择SMD比较合适,同时异质性检验 $P=0.64>0.1$,$I^2=0\%<50\%$,异质性较小,可以直接进行合并,采用FE(固定效应模型)。设置后点击森林图按钮,弹出图7-37。

图中可见合并效应量SMD为0.23(0.09,0.37),检验统计量 $Z=3.20$,$P<0.05$。结果

可见太极拳组可以明显减少由坐姿改变为站立姿势的时间,加强身体重心控制和动态平衡能力,可以有效防止老年人跌倒。如果要看漏斗图点击漏斗图按钮即可,但同第三节一样,文献数太少,做漏斗图意义不大。

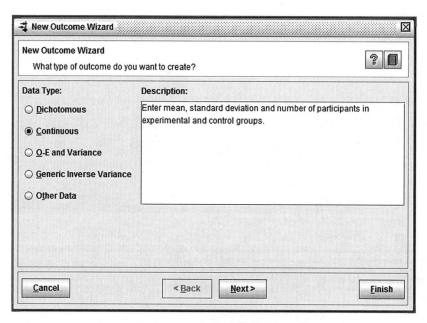

图 7-32　选择变量类型(连续性)

图 7-33　新建结果变量名称命名窗口

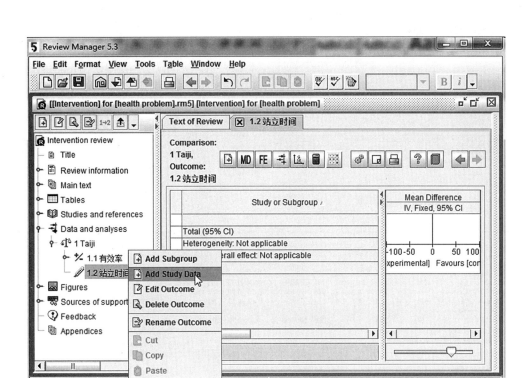

图 7-34　添加新的研究数据

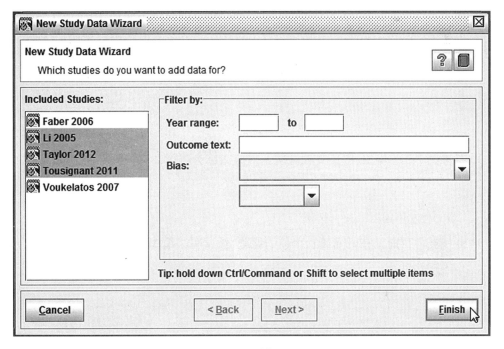

图 7-35　选择文献

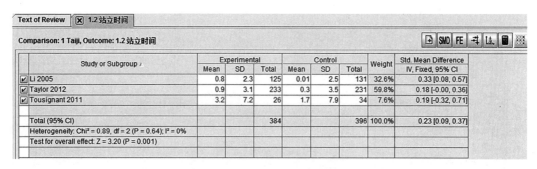

图 7-36 录入数据后主界面

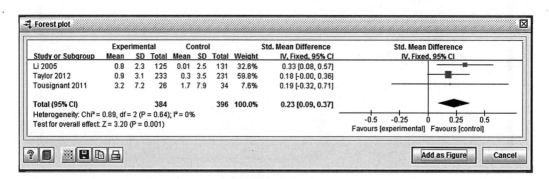

图 7-37 森林图

练习题

1. 参考例 7-1 的步骤,搜集文献做研究效应指标为二分类资料的 Meta 分析。

2. 参考例 7-2 的步骤,搜集文献做研究效应指标为连续性资料的 Meta 分析。

3. 请根据你目前正在研究或感兴趣的课题,尝试写一篇 Meta 分析文章。